图解针灸穴位

TU JIE ZHEN JIU XUE WEI SU CHA SU YONG

速查速用

主　编　睢明河

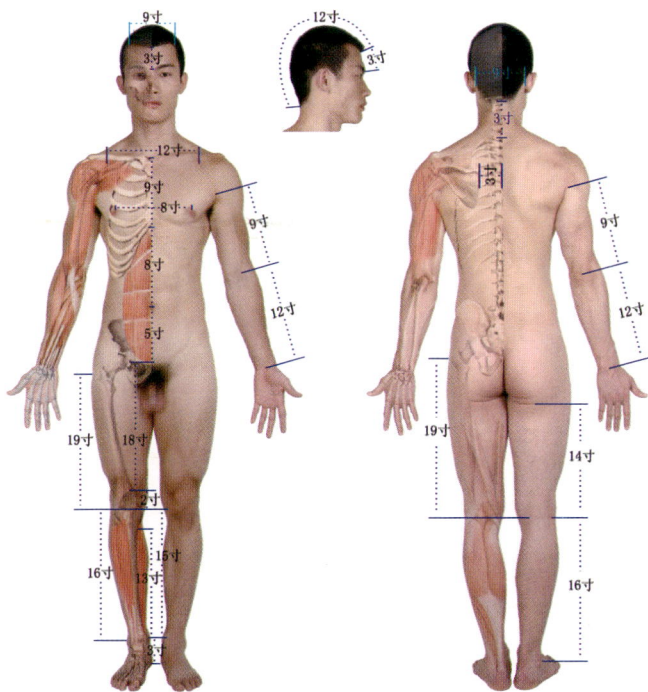

中国中医药出版社

·北　京·

图书在版编目（CIP）数据

图解针灸穴位速查速用/睢明河主编．—北京：中国
中医药出版社，2013.9（2024.12重印）
ISBN 978 - 7 - 5132 - 1532 - 9

Ⅰ.①图…　Ⅱ.①睢…　Ⅲ.①针灸疗法 - 穴位 - 图解
Ⅳ.①R224.4

中国版本图书馆 CIP 数据核字（2013）第 135499 号

中 国 中 医 药 出 版 社 出 版
北京经济技术开发区科创十三街 31 号院二区 8 号楼
邮政编码　100176
传真　010-64405721
三河市同力彩印有限公司印刷
各地新华书店经销

*

开本 880×1230　1/32　印张 3.75　字数 102 千字
2013 年 9 月第 1 版　2024 年 12 月第 3 次印刷
书　号 ISBN 978 - 7 - 5132 - 1532 - 9

*

定价　28.00 元
网址　www.cptcm.com

如有印装质量问题请与本社出版部调换
版权专有　侵权必究
服 务 热 线　010-64405510
购 书 热 线　010-89535836
微商城网址　https://kdt.im/LIdUGr
官方微博　http://e.weibo.com/cptcm

《图解针灸穴位速查速用》
编 委 会

主　编　　睢明河
副主编　　许安萍　　徐　敏
编　委　　吴聪英　　程莉莉
　　　　　刘温丽　　曾永欣
　　　　　刘玉丽

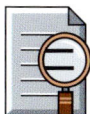

出版说明

——以最快的速度查穴用穴

作为一名针灸专业的毕业生，大学期间颇下了些死工夫背诵经脉循行、十四经穴定位歌诀等等；从事编辑工作近二十年，做了各类针灸学相关书籍，虽不能说对穴位眼熟能详，总算小有了解。

伏案苦读之际，经常有同事突然发问，"某穴是哪条经的"、"某穴在什么部位"……特定穴、常用穴尚能脱口而出，大部分时候都是执笔四顾心茫然；而且，从编辑的职业习惯出发，一定要取出教材，查找目录、索引，给出准确的答案。

家人朋友生病，出于信任、偏爱，勇于以身试针。心中惴惴之余，总不免查看针灸挂图和定位说明，胸有成竹后方敢下针。

与北京中医药大学针灸推拿学院睢明河副教授合作《最新国家标准针灸穴位挂图》，历时一年，几经修改，即将付梓之际，灵感忽现——出版一本能够真正便捷、快速、准确查找针灸穴位的图册——应该不仅是我、我的同事，更是大众所需要的。

根据多年的教学经验，有了制作挂图的基础，睢教授迅速交出答卷：《图解针灸穴位速查手册》。

该书于2010年10月上市，不足一年即销售一空，获得广大读者的好评。通过三年的市场检验，综合归纳各方意见，现推出更加实用的《图解针灸穴位速查速用》。

本书主体有四部分：①穴位图：将十四经穴与奇穴按部位标示于24张彩图，优点是便于了解、掌握相邻穴位的关系；②穴位定位与主治：分经撰写，利于系统掌握经穴，与第二部分相互补充；③穴位索引，以汉语拼音为序，标注各穴图文所在页码；④120 种常见疾病针灸快速取穴，每穴后标注穴位图文所在页码。

此外，在目录后增设"穴位分部导航"，使各穴所在页码一目了然；在索引后增加最新国家标准耳穴图、头针穴线图。

还是用我最喜欢讲的那句话作结：希望这本小书能够成为针灸学习与应用的得力助手，希望本书的出版能够算得是为针灸的普及、为追求健康的读者做了一点实实在在的事。

包艳燕

2013 年 5 月

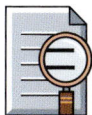

编 写 说 明

一、穴位图

1. 本书采用分部图示，与按经图示相比大大减少了图片数量，缩小了篇幅。而且在同一页尽量使图片紧凑，用较小的篇幅尽可能清楚地显示腧穴的位置，以方便读者使用。

2. 根据不同部位取穴的需要，在有些部位添加了肌肉、骨骼等具有重要取穴意义的标志。如：

（1）添加了腹直肌，作为足太阴脾经及足阳明胃经腹部取穴的重要标志。

（2）上肢增加了肱二头肌和前臂屈肌，是定取上肢手三阴经腧穴的重要标志。

（3）下肢小腿前面增加了肌肉，尤其是胫骨前肌对于定取足阳明胃经小腿前面的穴位具有重要意义。

（4）上肢的上臂后面加的是肌肉，而前臂的后面加的是尺桡骨，这是因为上臂后面的穴位定位与肌肉有关，而前臂后面的穴位定位与尺桡骨有关。

（5）下肢小腿后面增加了肌肉，这对定取足太阳膀胱经的合阳、承筋、承山等穴具有重要标志作用。

二、穴位定位所做的修改

本书图片中的穴位定位主要基于中华人民共和国 GB/T 12346—2006《腧穴名称与定位》标准（以下简称《新标准》）标示各腧穴的位置。与 2006 年以前统编教材的腧穴定位相比，主要作了如下调整：

1. 印堂穴由经外奇穴归至督脉，穴位代码为CV29。

2. 清冷渊的穴名改为清泠渊。

注：根据《新标准》作者的相关著作解释，按古代文献，清泠渊和清灵二穴都是由清泠渊一穴错误演变而来的。故把清冷渊又改成了清泠渊。

3. 修改了地仓的定位　只以口角旁开0.4寸取穴。1990年的标准是：在面部，口角外侧，上直瞳孔。

注：人口裂大小有个体差异，口角旁开0.4寸不一定能"上直瞳孔"。

4. 修改了风市和中渎二穴的定位　风市：在股部，直立垂手，掌心贴于大腿时，中指尖所指的凹陷中，髂胫束后缘。中渎：在股部，腘横纹上7寸，髂胫束后缘。以前的定位是：风市：在大腿外侧部的中线上，当腘横纹上7寸。或直立垂手时，中指尖处。中渎：在大腿外侧，当风市下2寸，或腘横纹上5寸，股外侧肌与股二头肌之间。

注：在古代文献中，中渎穴是在"膝上五寸"，"膝上"的"膝"一般是指髌底（髌骨上缘），而腘横纹大约和髌尖相平，髌尖至髌底为2寸，所以"膝上五寸"实际上是腘横纹上7寸。《新标准》把它改正过来是一个很大的进步。但关于风市定位的修改中并没有说在腘横纹上9寸，这是因为在古代的主要文献中，并没有"膝上七寸"的记载，只有"直立垂手，中指尖处"这样的记录。但根据目前已有的测量结果，如果以腘横纹至股骨大转子最高点为19寸，垂手中指尖处至腘横纹的骨度分寸平均约为9寸。

5. 修改了箕门穴的定位　髌底内侧端与冲门连线的上1/3与下2/3交点，长收肌与缝匠肌交角的动脉搏动处（相当于血海上10寸或髌底内侧端上12寸）。以前的定位是：在大腿内侧，当血海与冲门连线上，血海上6寸。

注：在古代主要的针灸文献中，关于箕门穴的定位都是这样记载的："鱼腹上越筋间，阴股内动脉应手。"而这个部位就是《新标准》中的"长收肌与缝匠肌交角的动脉搏动处"，约在髌底

内侧端与冲门的连线上 1/3 与下 2/3 交点处，也就是相当于血海上 10 寸，而不是以前的血海上 6 寸。

6. 修改了阴包穴的定位　在髌底上 4 寸，股薄肌与缝匠肌之间。以前的定位是：在大腿内侧，当股骨内上髁上 4 寸，股内肌与缝匠肌之间。

注：在古代主要的针灸文献中，关于阴包穴的定位都是这样记载的："膝上四寸，股内廉两筋间。"这里的"膝上"一般是指髌底（髌骨上缘）上，而不是"股骨内上髁上"。

7. 删去了经外奇穴中的"膝眼"条，因为已经有了内膝眼穴和犊鼻（外膝眼）。

8. 修改了漏谷、地机的定位　漏谷：在小腿内侧，内踝尖上 6 寸，胫骨内侧缘后际。地机：在小腿内侧，阴陵泉下 3 寸，胫骨内侧缘后际。以前的定位是：漏谷：在小腿内侧，当内踝尖与阴陵泉的连线上，距内踝尖 6 寸，胫骨内侧缘后方（不在胫骨内侧缘后际）。地机：在小腿内侧，当内踝尖与阴陵泉的连线上，阴陵泉下 3 寸（不在胫骨内侧缘后际）。

注：在古代主要的针灸文献中，关于漏谷、地机的定位都是在"骨下陷中"，也就是在胫骨内侧缘后际。

9. 修改了急脉穴的定位　在腹股沟区，横平耻骨联合上缘，前正中线旁开 2.5 寸。以前的定位是：在腹股沟区，当气冲外下方腹股沟股动脉搏动处（或横平耻骨联合下缘），前正中线旁开 2.5 寸。

10. 交信　在小腿内侧，内踝尖上 2 寸，胫骨内侧缘后际凹陷中（在胫骨后缘）。以前的定位是：复溜穴前 0.5 寸（在胫骨后缘与复溜穴之间）。

11. 胆囊　腓骨小头直下 2 寸。以前的定位是：在阳陵泉直下 2 寸。

12. 下肢骨度分寸的修改　把髌尖与腘横纹视为同一水平，髌尖至髌底规定为 2 寸，又规定髌尖至内踝尖为 15 寸。

（1）足阳明胃经及足三阴经在大腿部的腧穴如涉及骨度分寸，必须按"髌底至耻骨联合上缘为 18 寸"定取。若足阳明胃经大腿部的腧穴按"腘横纹至股骨大转子高点为 19 寸"定取，必须明白腘横纹至髌底是 2 寸。足少阳胆经在大腿部的腧穴按"腘横纹至股骨大转子高点为 19 寸"定取。足太阳膀胱经大腿部的腧穴按"腘横纹至臀横纹为 14 寸"定取。

（2）足三阴经在小腿部的腧穴必须按"胫骨内侧髁下缘至内踝尖为 13 寸"或"髌尖至内踝尖为 15 寸"来定取。

（3）足三阳经在小腿部的腧穴必须按"腘横纹（髌尖）至外踝尖为 16 寸"来定取。

三、关于穴位定位的文字部分

文字内容完全来自于中华人民共和国 GB/T 12346—2006《腧穴名称与定位》，未作任何改动。

四、增加了牵正、安眠、夹承浆、肩前 4 个奇穴

《新标准》的奇穴中没有收录这些穴位，但考虑到临床较为常用，故在本书的图片和文字部分都增加了这 4 个穴位。

睢明河
于北京中医药大学针灸推拿学院
2013 年 4 月

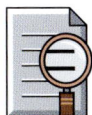

目　　录

第一部分　穴位图 ……………………………………………（1）

　图 1　头面前部穴位 …………………………………………（1）

　图 2　头面侧部穴位 …………………………………………（2）

　图 3　头顶、头后部穴位 ……………………………………（3）

　图 4　颈项部穴位 ……………………………………………（4）

　图 5　前胸部穴位 ……………………………………………（5）

　图 6　上腹部穴位 ……………………………………………（6）

　图 7　下腹部、会阴部穴位 …………………………………（7）

　图 8　胸腹侧部穴位 …………………………………………（8）

　图 9　肩背部穴位 ……………………………………………（9）

　图 10　腰骶部穴位 …………………………………………（10）

　图 11　上臂前、后面穴位 …………………………………（11）

　图 12　上臂外侧、腋窝部穴位 ……………………………（12）

　图 13　前臂前面穴位 ………………………………………（13）

　图 14　前臂后面穴位 ………………………………………（14）

　图 15　前臂尺、桡侧穴位 …………………………………（15）

　图 16　手掌、手背部穴位 …………………………………（16）

　图 17　手尺、桡侧穴位 ……………………………………（17）

　图 18　大腿前、后面穴位 …………………………………（18）

　图 19　大腿内、外侧穴位 …………………………………（19）

　图 20　小腿前面穴位 ………………………………………（20）

　图 21　小腿后面穴位 ………………………………………（21）

图 22　小腿内、外侧穴位　…………………………（22）

图 23　足内、外侧穴位　…………………………（23）

图 24　足背、足底穴位　…………………………（24）

第二部分　穴位定位与主治…………………………（25）

一、手太阴肺经穴…………………………（25）

二、手阳明大肠经穴…………………………（26）

三、足阳明胃经穴…………………………（29）

四、足太阴脾经穴…………………………（34）

五、手少阴心经穴…………………………（37）

六、手太阳小肠经穴…………………………（38）

七、足太阳膀胱经穴…………………………（41）

八、足少阴肾经穴…………………………（48）

九、手厥阴心包经穴…………………………（52）

十、手少阳三焦经穴…………………………（53）

十一、足少阳胆经穴…………………………（56）

十二、足厥阴肝经穴…………………………（62）

十三、督脉穴…………………………（64）

十四、任脉穴…………………………（68）

十五、经外奇穴…………………………（71）

第三部分　穴位索引…………………………（78）

A　……………………（78）　　　M　……………………（84）

B　……………………（78）　　　N　……………………（84）

C　……………………（78）　　　P　……………………（85）

D　……………………（79）　　　Q　……………………（85）

E　……………………（80）　　　R　……………………（86）

F　……………………（80）　　　S　……………………（86）

G　……………………（81）　　　T　……………………（88）

H　……………………（81）　　　W　……………………（89）

J　……………………（82）　　　X　……………………（90）

K　……………………（83）　　　Y　……………………（91）

L　……………………（84）　　　Z　……………………（92）

第四部分　120 种常见病针灸快速取穴 …………………………（95）
附图 1　最新国家标准耳穴图　………………………（103）
附图 2　最新国家标准头针穴线图　………………………（104）

1

3

4

4

5

11

9

11

6

13

7

10

14

16

7

18

18

16

相应部位的
图片页码

21

20

24

23

穴位分部导航（正、背）

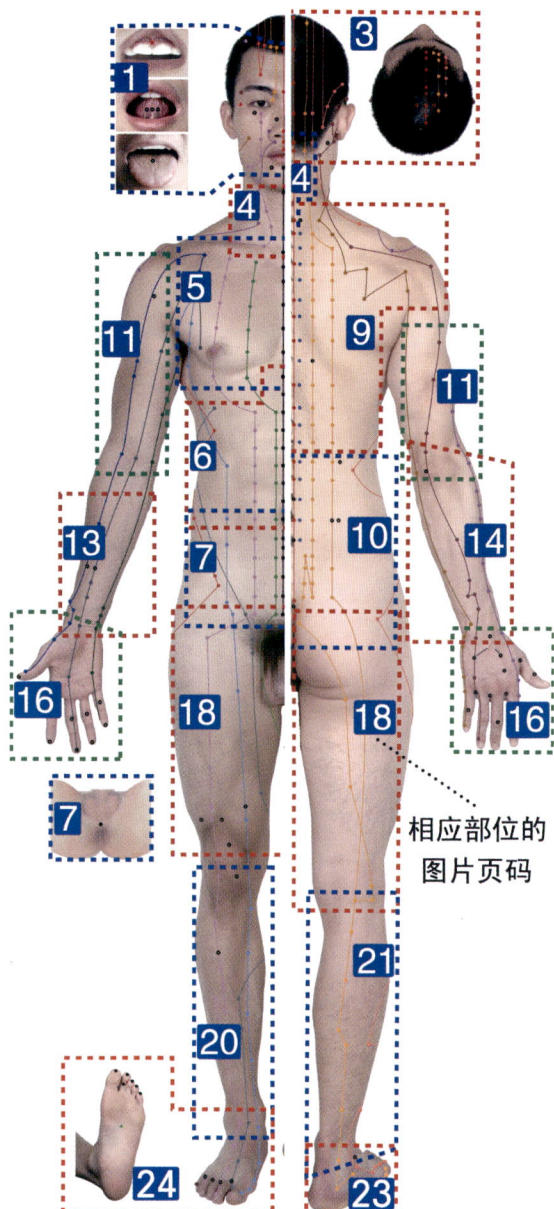

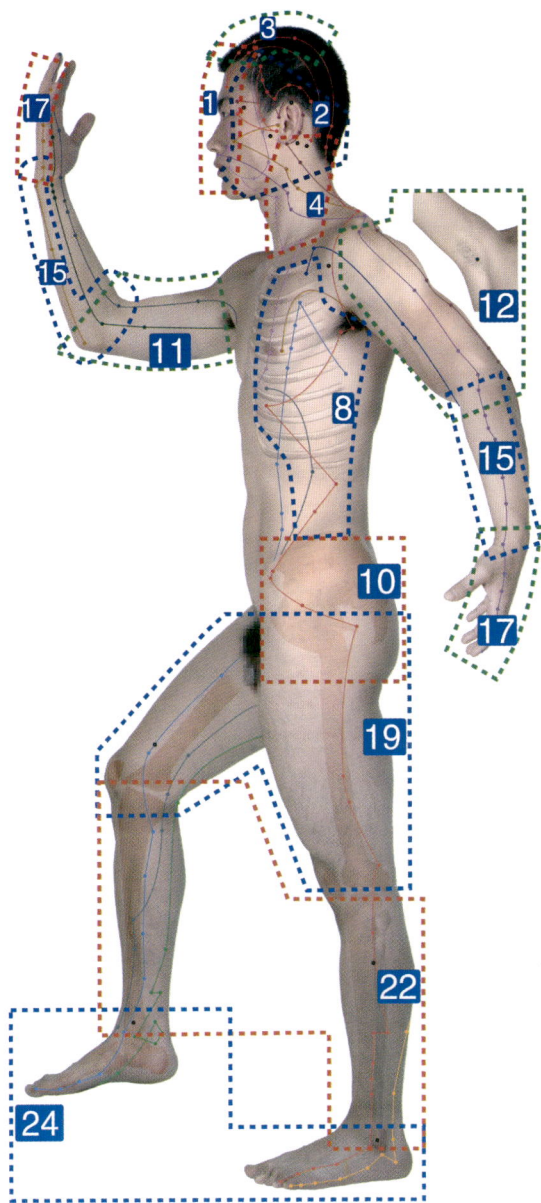

穴位分部导航（侧）

第一部分 穴 位 图

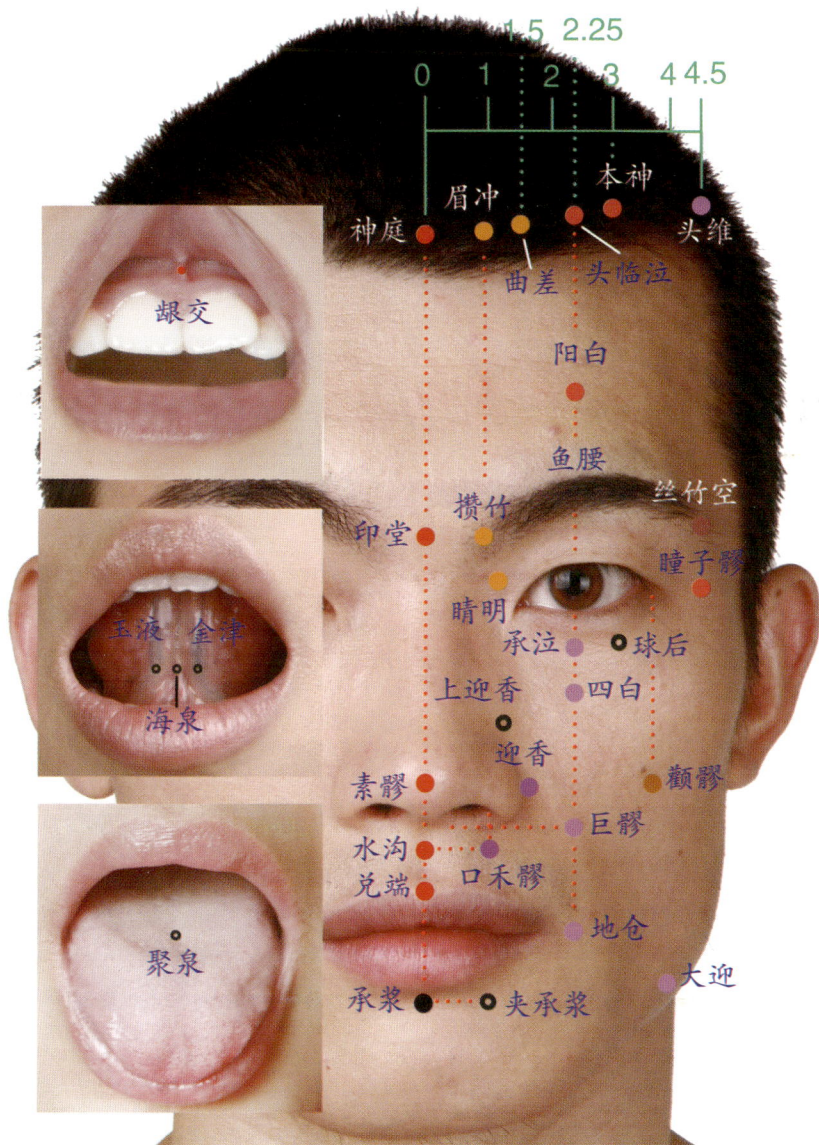

图1 头面前部穴位

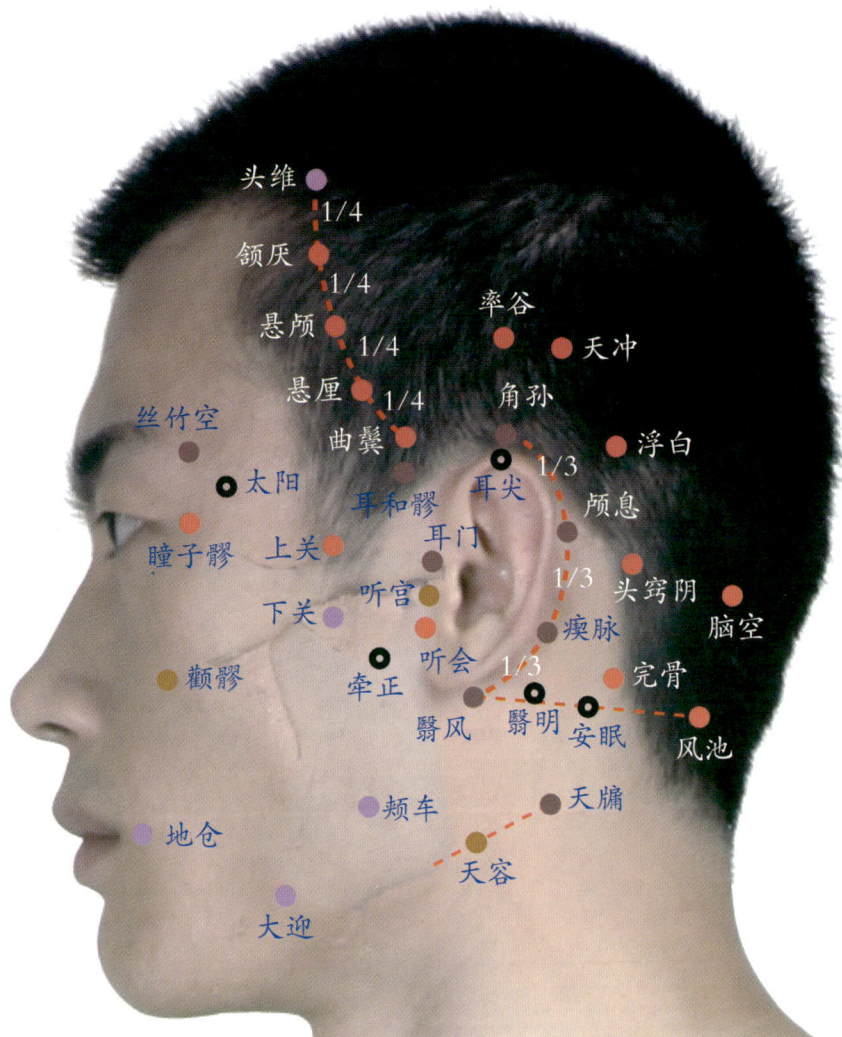

图 2　头面侧部穴位

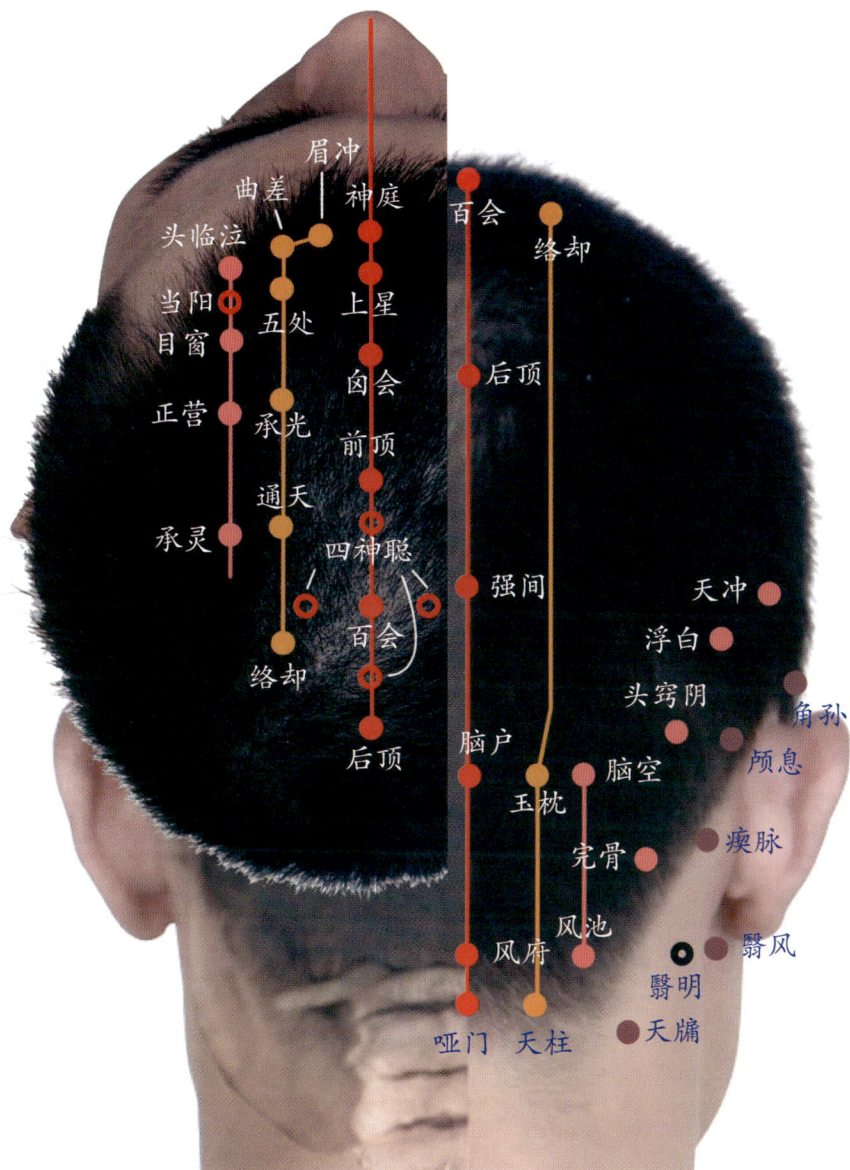

眉冲
曲差 — 神庭
头临泣
当阳 百会
目窗 五处 上星 络却
承光 囟会 后顶
正营 前顶
通天
承灵 四神聪 强间
百会
络却 脑户
后顶 玉枕
风府
哑门 天柱

天冲
浮白
头窍阴
角孙
颅息
脑空
瘈脉
完骨
翳风
风池
翳明
天牖

图 3 头顶、头后部穴位

1.3寸
风府 风池
哑门 天柱
后发际
廉泉
胸锁乳突肌
扶突 人迎
喉结
1寸
颈百劳
3寸
天鼎 水突
2寸
环状软骨
缺盆
大椎
胸锁乳突肌锁骨头 气舍 天突
胸锁乳突肌胸骨头

翳明 完骨
翳风
安眠 风池
天牖
天容
胸锁乳突肌
扶突 天窗
人迎
喉结 天鼎
水突
环状软骨
缺盆
气舍

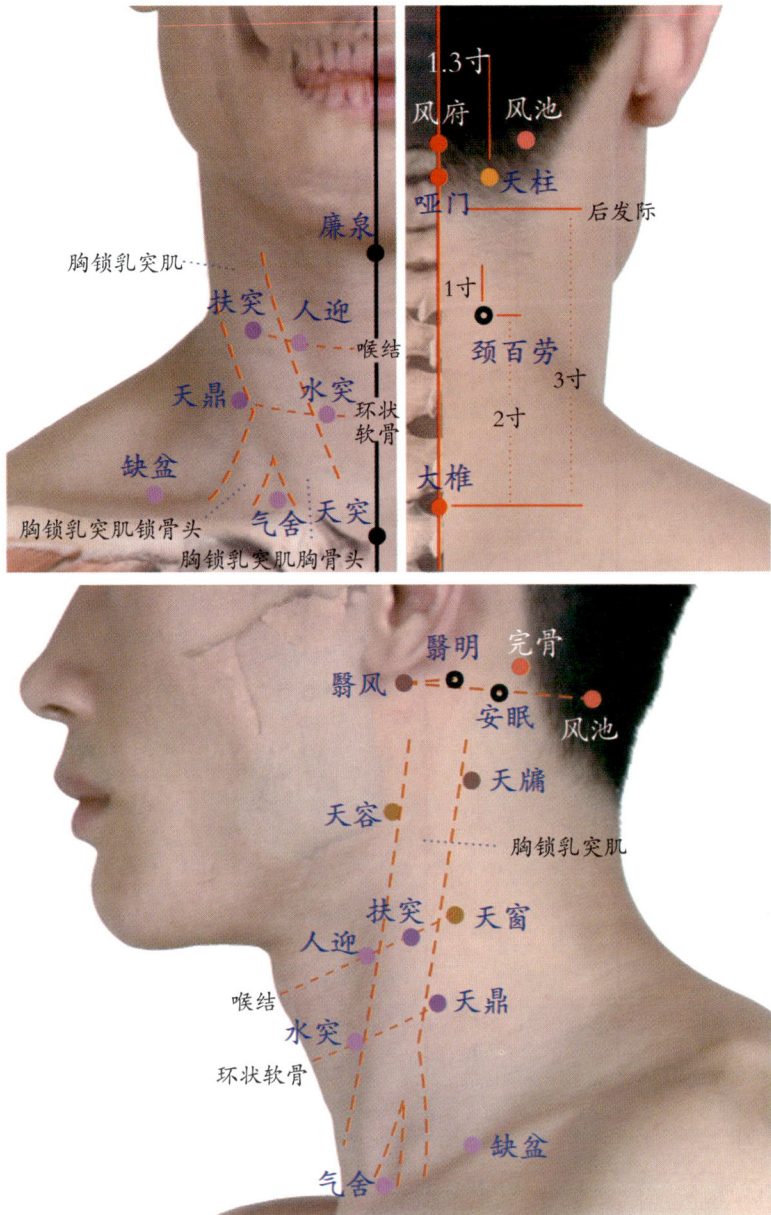

图4 颈项部穴位

气舍　　　　缺盆
天突
璇玑　俞府　　气户　云门
华盖　　　　　库房　中府
　　　彧中
紫宫　　神藏　　　屋翳　周荣
玉堂　　　　　　　　　　胸乡
　　　灵墟　　　膺窗　天溪
0　1　　2　3　　4
膻中　　神封　　　乳中　天池
　　　　　　　　乳中　食窦
中庭　　步廊　　乳根

0　气舍　2　缺盆　4　　6
天突　俞府　气户　云门
璇玑　　　　　　　中府
华盖　彧中　库房
紫宫　神藏　屋翳　周荣
　　　　　　　　胸乡
玉堂　灵墟　膺窗　天溪
0　　　2　3　　4
膻中　神封　乳中　天池
中庭　步廊　乳根　食窦

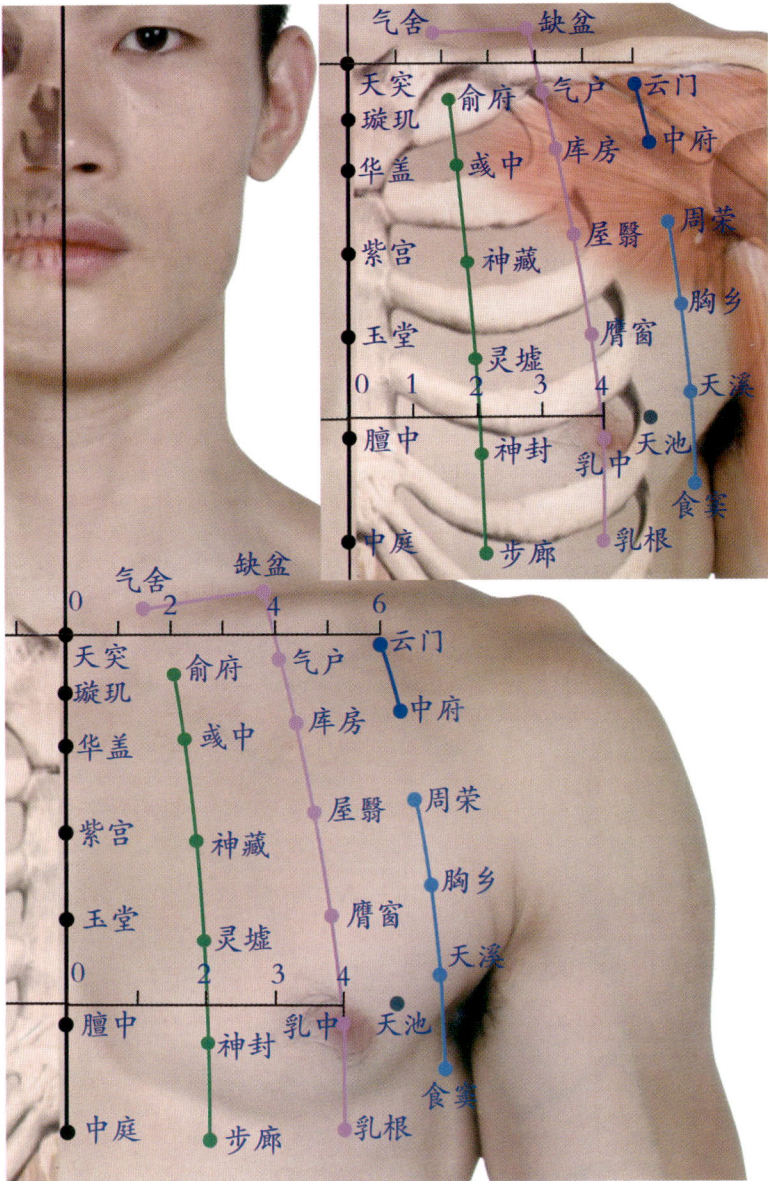

图5　前胸部穴位

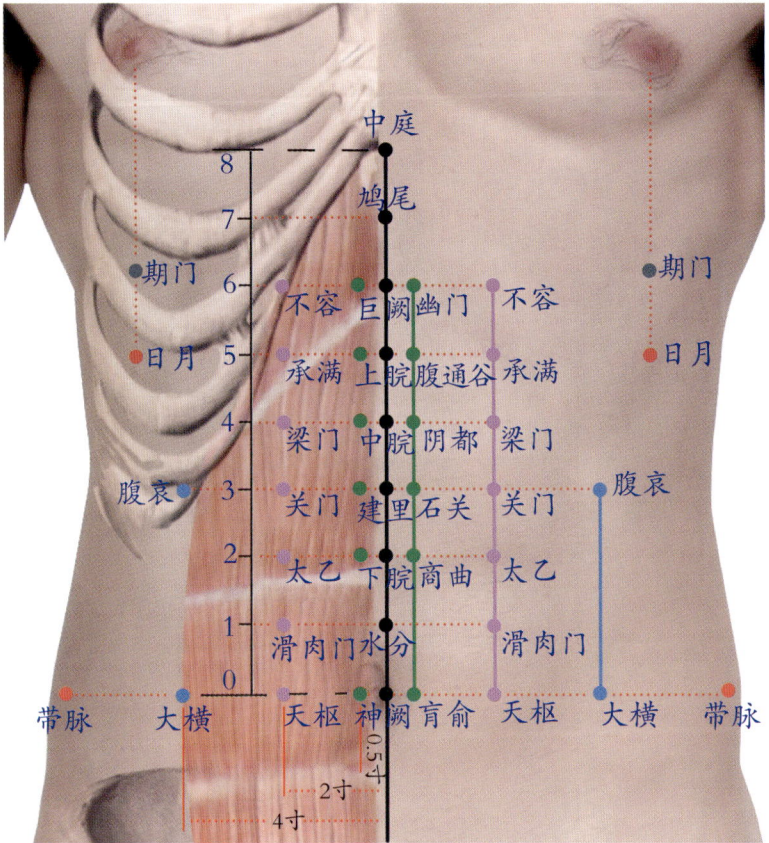

图 6　上腹部穴位

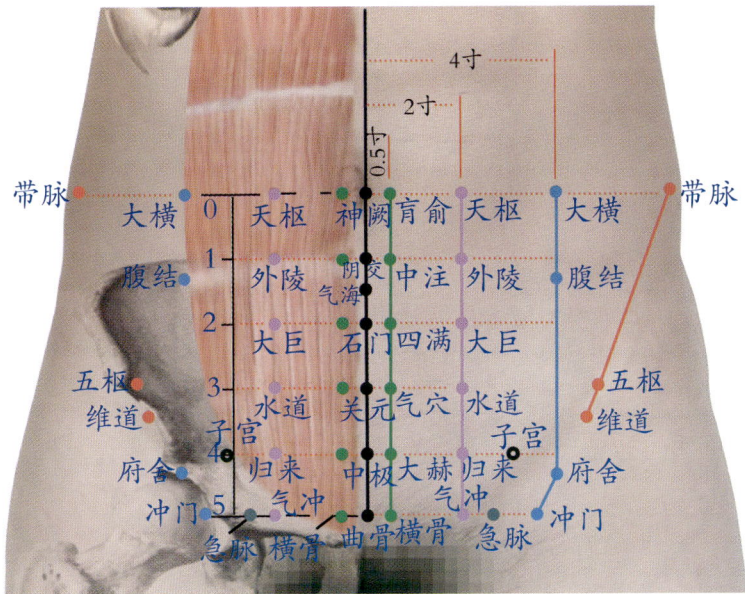

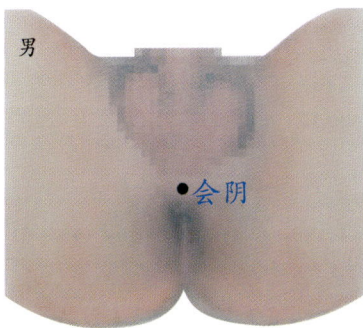

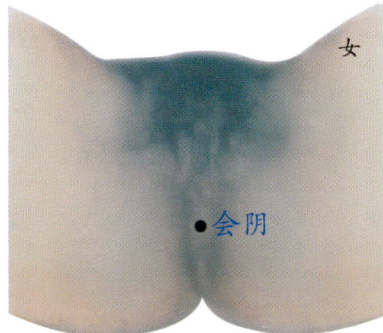

图 7　下腹部、会阴部穴位

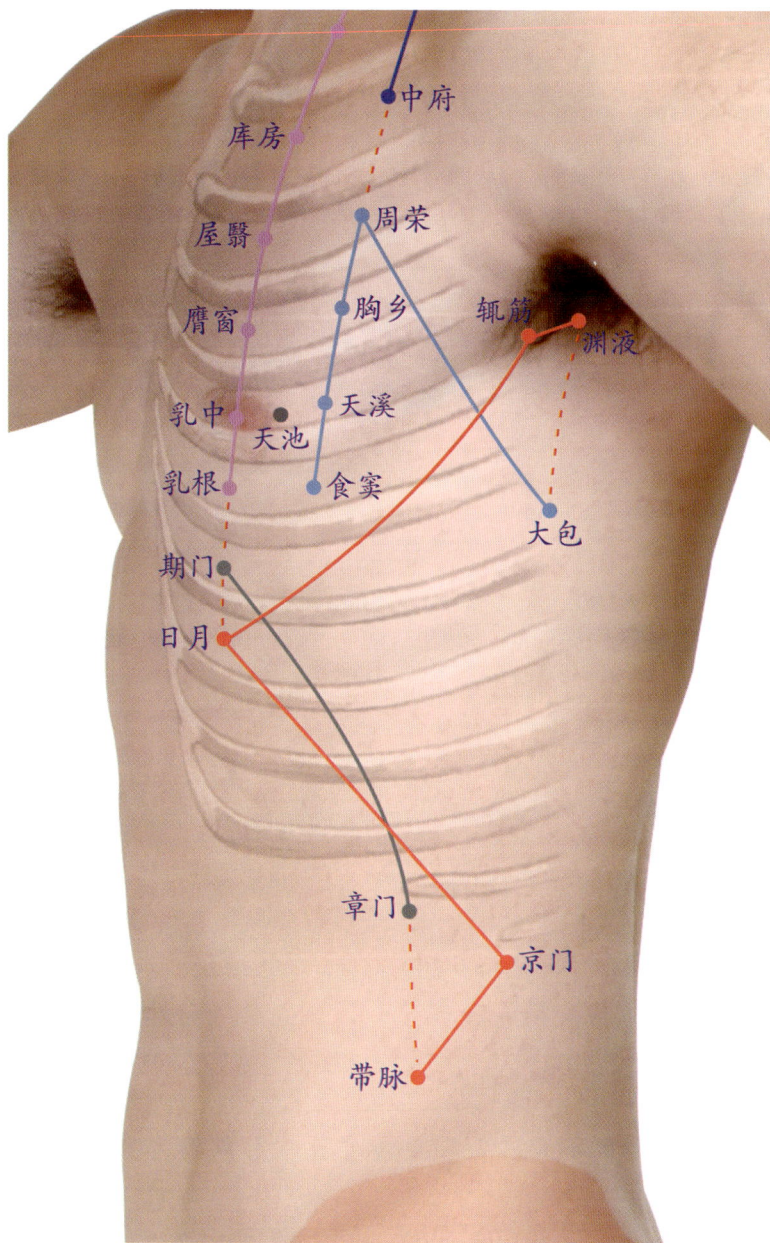

中府

库房

屋翳

膺窗

乳中

天池

乳根

周荣

胸乡

天溪

食窦

辄筋

渊液

大包

期门

日月

章门

京门

带脉

图8 胸腹侧部穴位

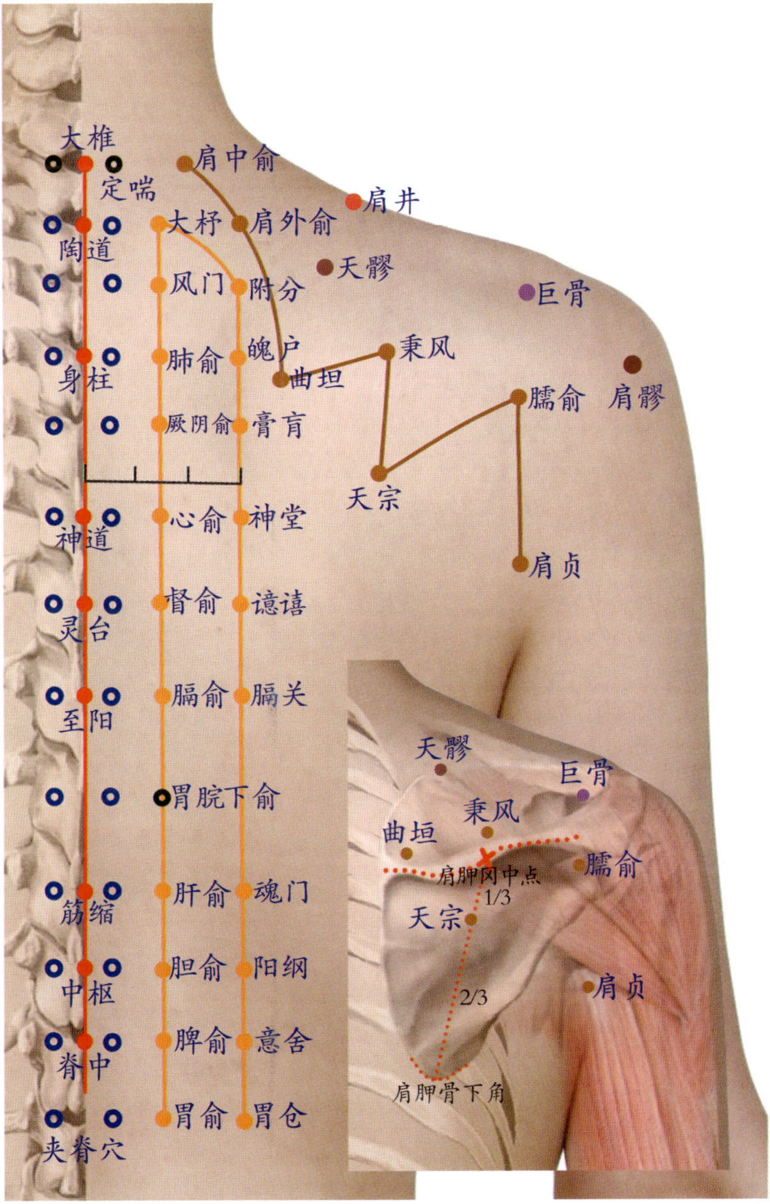

图9 肩背部穴位

大椎
定喘
陶道
肩中俞
肩井
大杼 肩外俞
天髎
风门 附分
巨骨
身柱 肺俞 魄户 秉风
厥阴俞 膏肓 曲垣
臑俞 肩髎
天宗
神道 心俞 神堂
灵台 督俞 譩譆
至阳 膈俞 膈关
胃脘下俞
肩贞
筋缩 肝俞 魂门
中枢 胆俞 阳纲
脊中 脾俞 意舍
胃俞 胃仓
夹脊穴

天髎
巨骨
曲垣 秉风
肩胛冈中点
臑俞
1/3
天宗
2/3
肩贞
肩胛骨下角

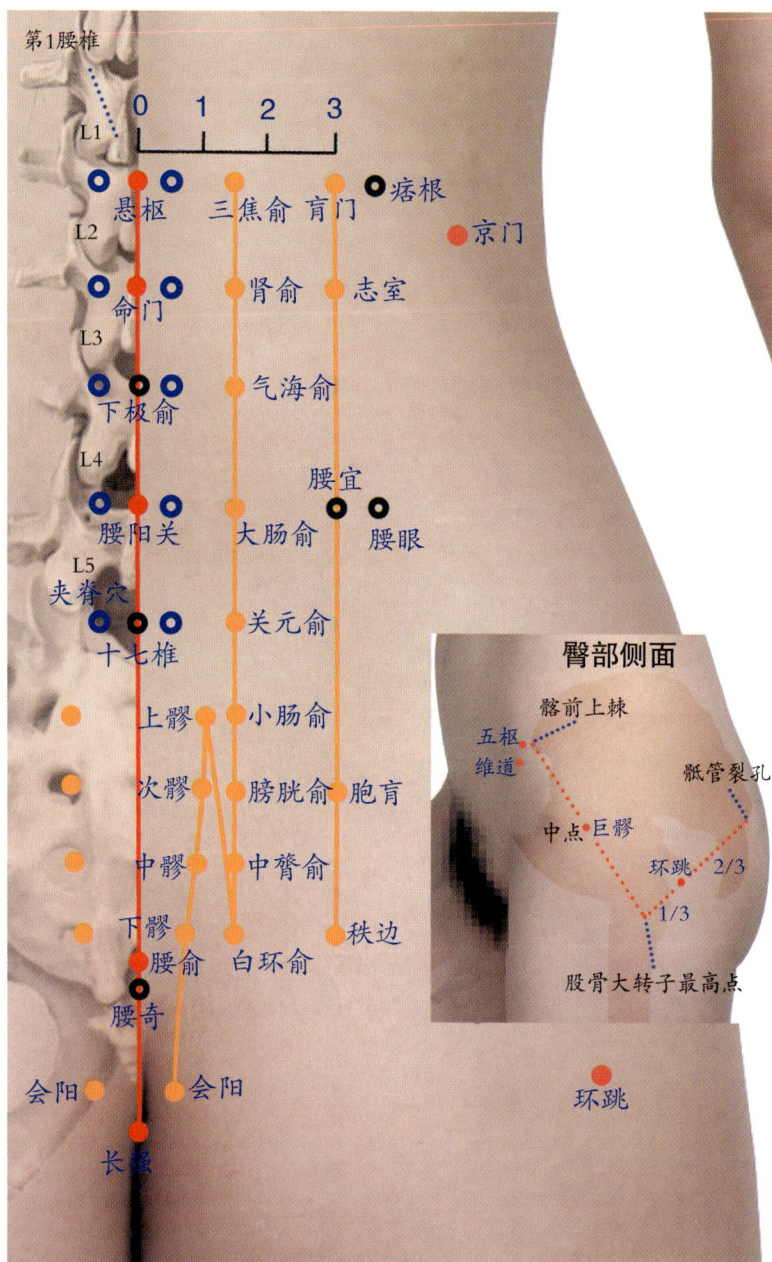

第1腰椎
L1
0 1 2 3
懸枢 三焦俞 肓门 痞根
L2 京门
命门 肾俞 志室
L3
下极俞 气海俞
L4
腰宜
腰阳关 大肠俞 腰眼
L5
夹脊穴
十七椎 关元俞
上髎 小肠俞
次髎 膀胱俞 胞肓
中髎 中膂俞
下髎 秩边
腰俞 白环俞
腰奇
会阳 会阳
长强

臀部侧面
髂前上棘
五枢
维道
中点 巨髎
环跳 2/3
1/3
股骨大转子最高点
骶管裂孔
环跳

图 10 腰骶部穴位

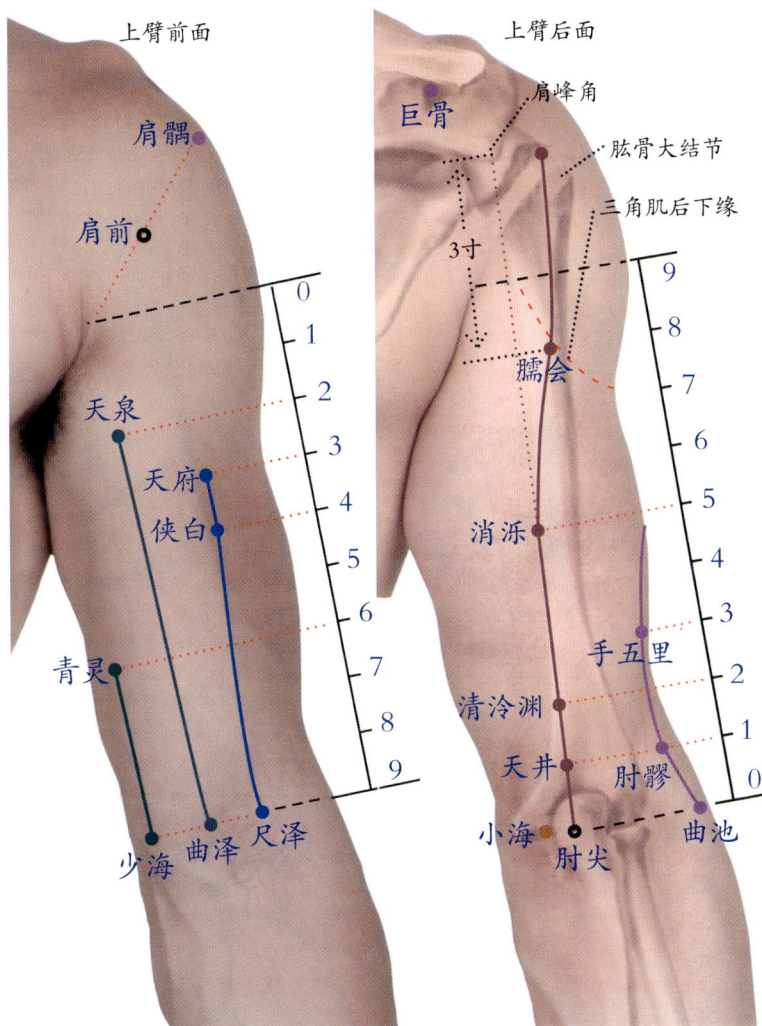

图 11　上臂前、后面穴位

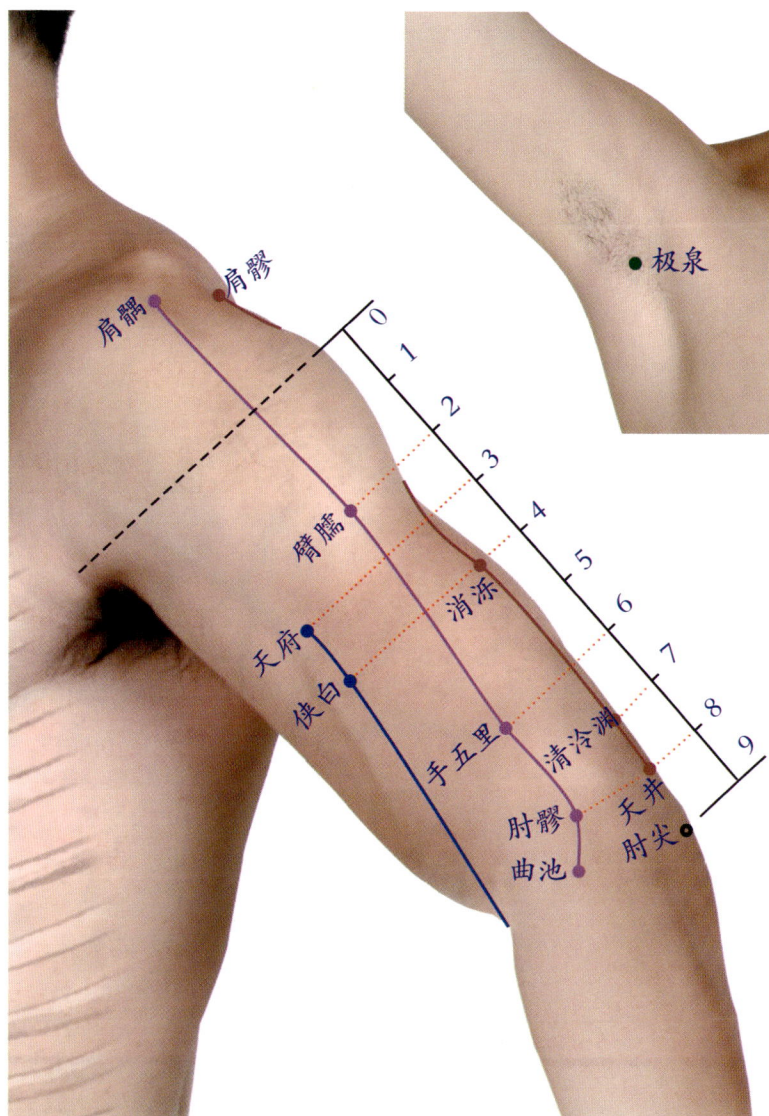

图 12　上臂外侧、腋窝部穴位

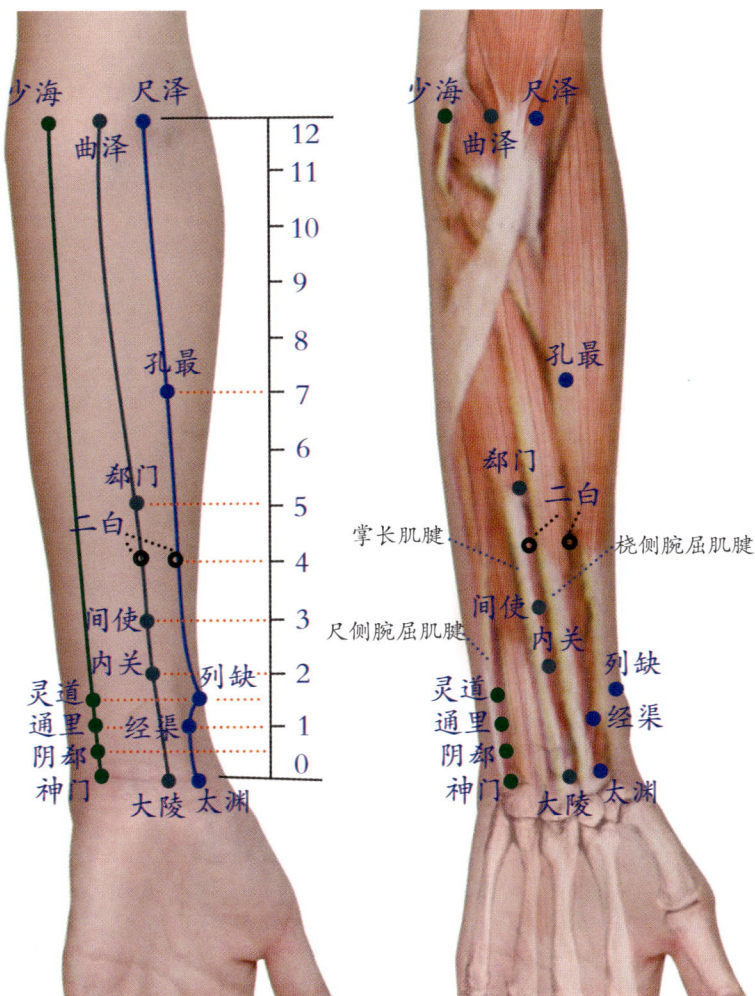

少海　尺泽

曲泽

12
11
10
9
8
7

孔最

6
5

郄门

二白

4

间使

3

内关

列缺

2

灵道

经渠

1

通里

阴郄

0

神门

大陵　太渊

少海　尺泽

曲泽

孔最

郄门

二白

掌长肌腱

桡侧腕屈肌腱

间使

尺侧腕屈肌腱

内关

列缺

灵道

经渠

通里

阴郄

神门

大陵　太渊

图 13　前臂前面穴位

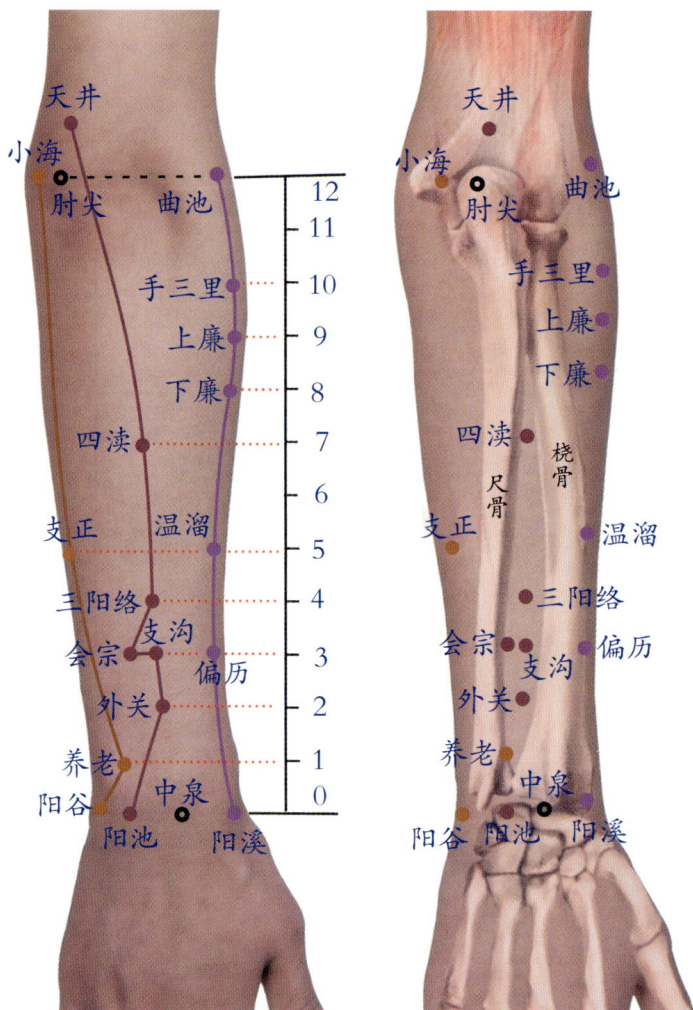

天井
小海
肘尖　曲池
12
11
手三里　10
上廉　9
下廉　8
四渎　7
6
支正　温溜　5
三阳络　4
支沟
会宗　3
偏历
外关　2
养老　1
阳谷　中泉　0
阳池　阳溪

天井
小海
肘尖　曲池
手三里
上廉
下廉
四渎　桡骨
尺骨
支正　温溜
三阳络
会宗　偏历
支沟
外关
养老
中泉
阳谷　阳池　阳溪

图 14　前臂后面穴位

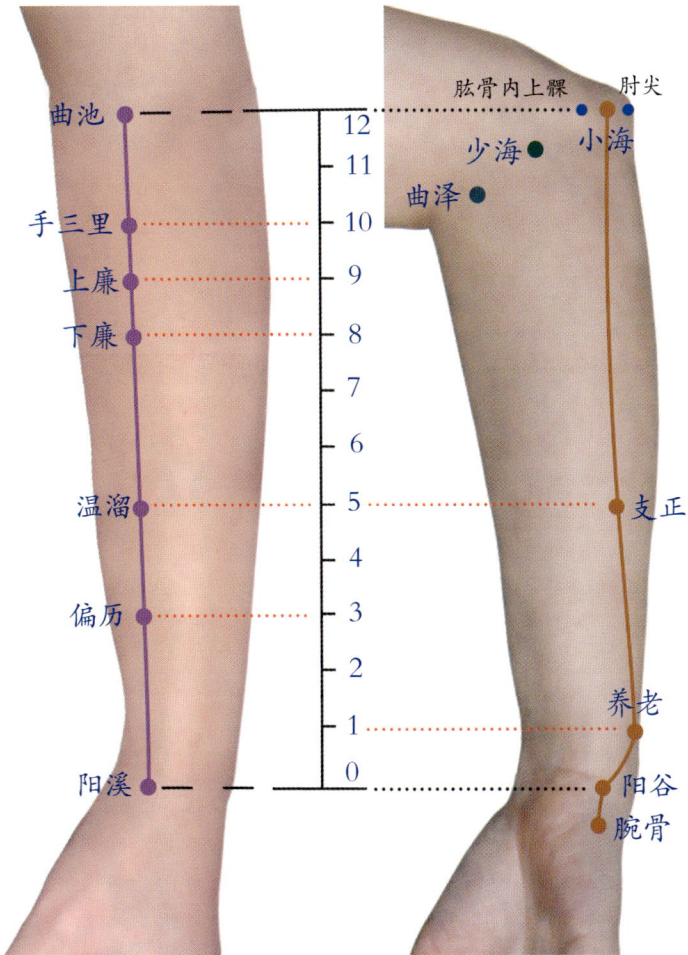

曲池

肱骨内上髁　　肘尖

少海　　小海

曲泽

手三里

上廉

下廉

温溜

偏历

支正

养老

阳溪

阳谷

腕骨

12
11
10
9
8
7
6
5
4
3
2
1
0

图 15　前臂尺、桡侧穴位

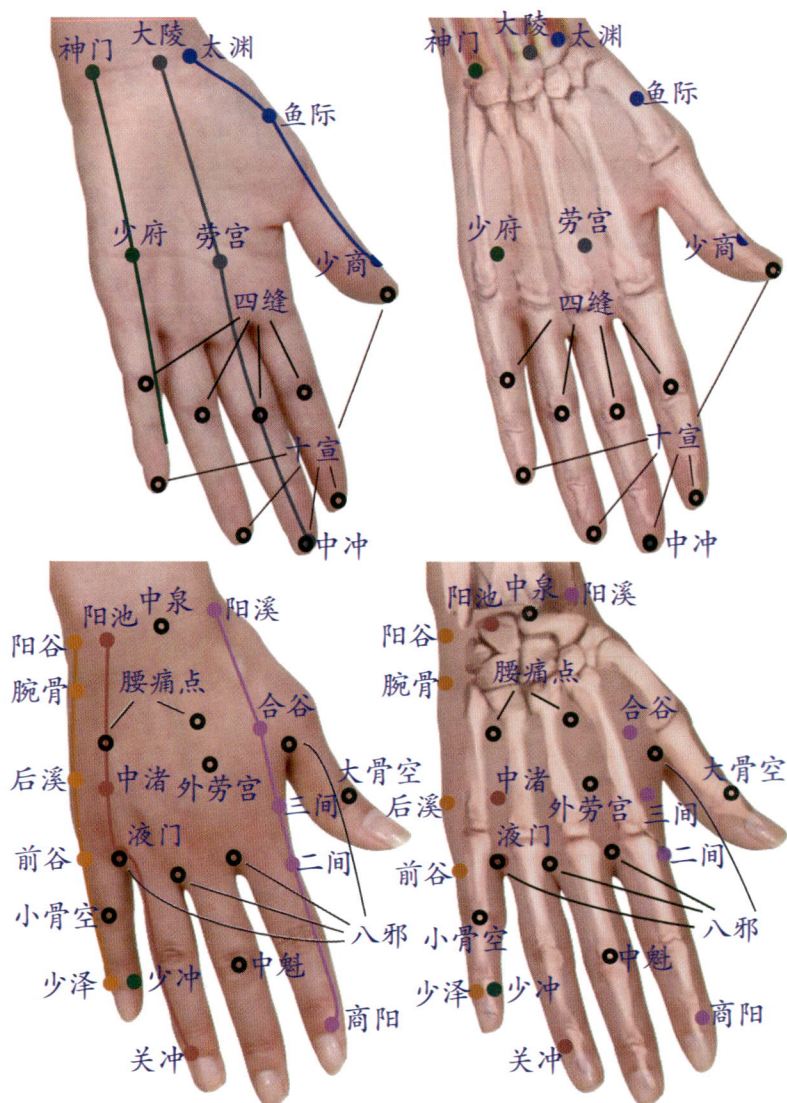

图16　手掌、手背部穴位

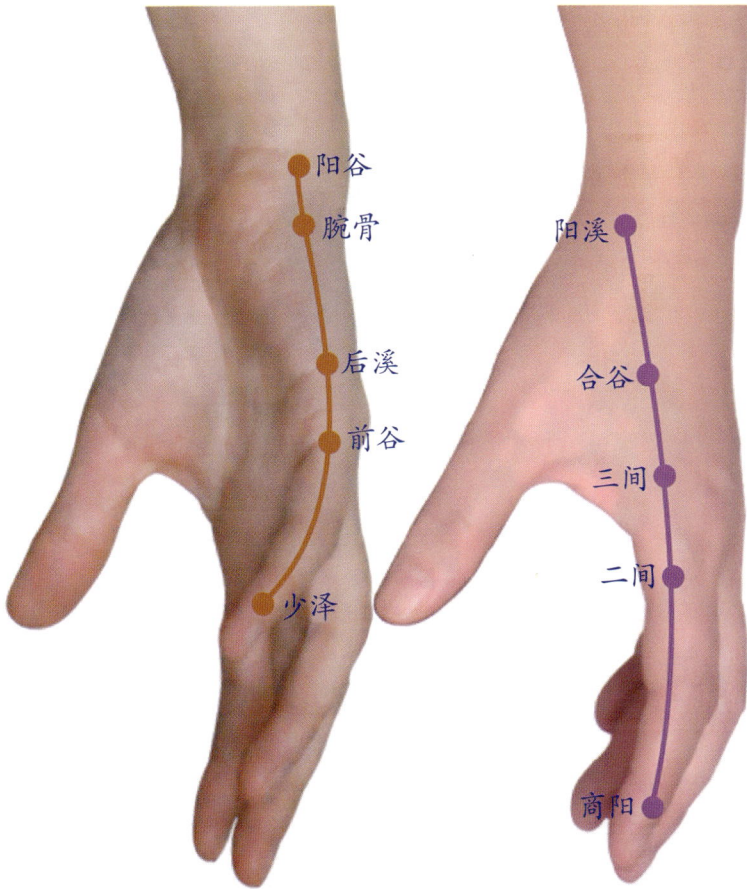

图 17　手尺、桡侧穴位

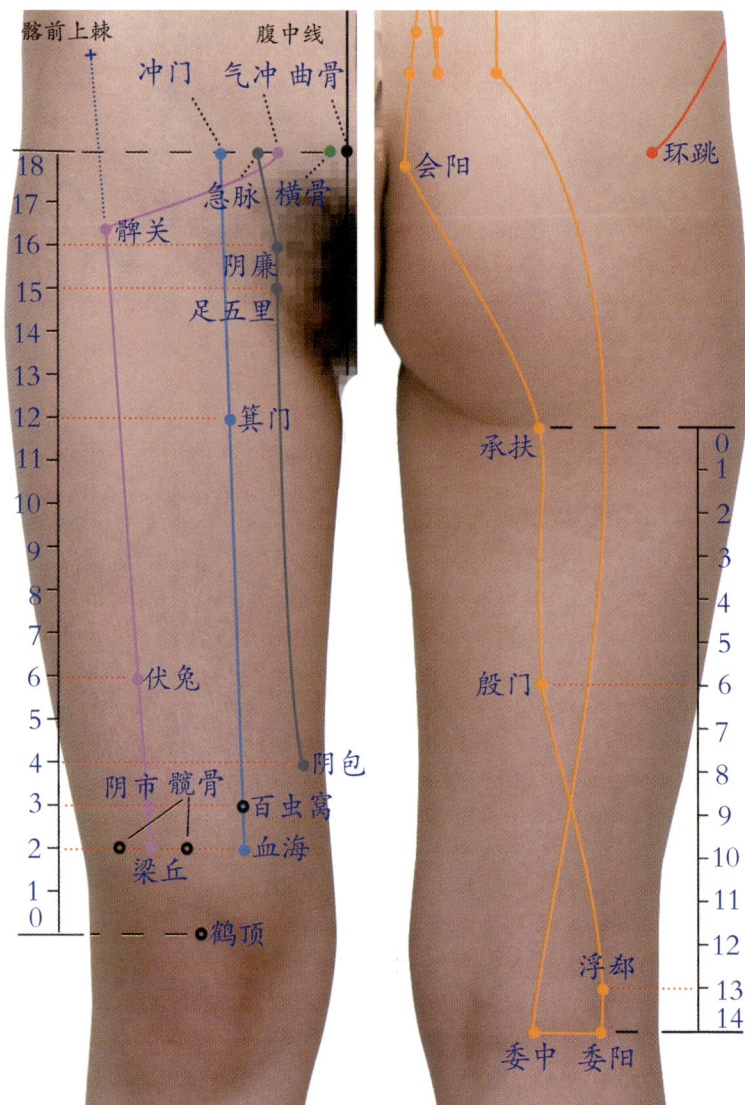

髂前上棘　腹中线

冲门　气冲　曲骨

急脉　横骨

髀关

阴廉

足五里

箕门

伏兔

阴市　髋骨

梁丘

百虫窝

血海

阴包

鹤顶

会阳　环跳

承扶

殷门

浮郄

委中　委阳

图 18　大腿前、后面穴位

箕门

百虫窝
血海
阴包

曲泉
阴谷

股骨大转子最高点

环跳

风市

中渎

膝阳关

19
18
17
16
15
14
13
12
11
10
9
8
7
6
5
4
3
2
1
0

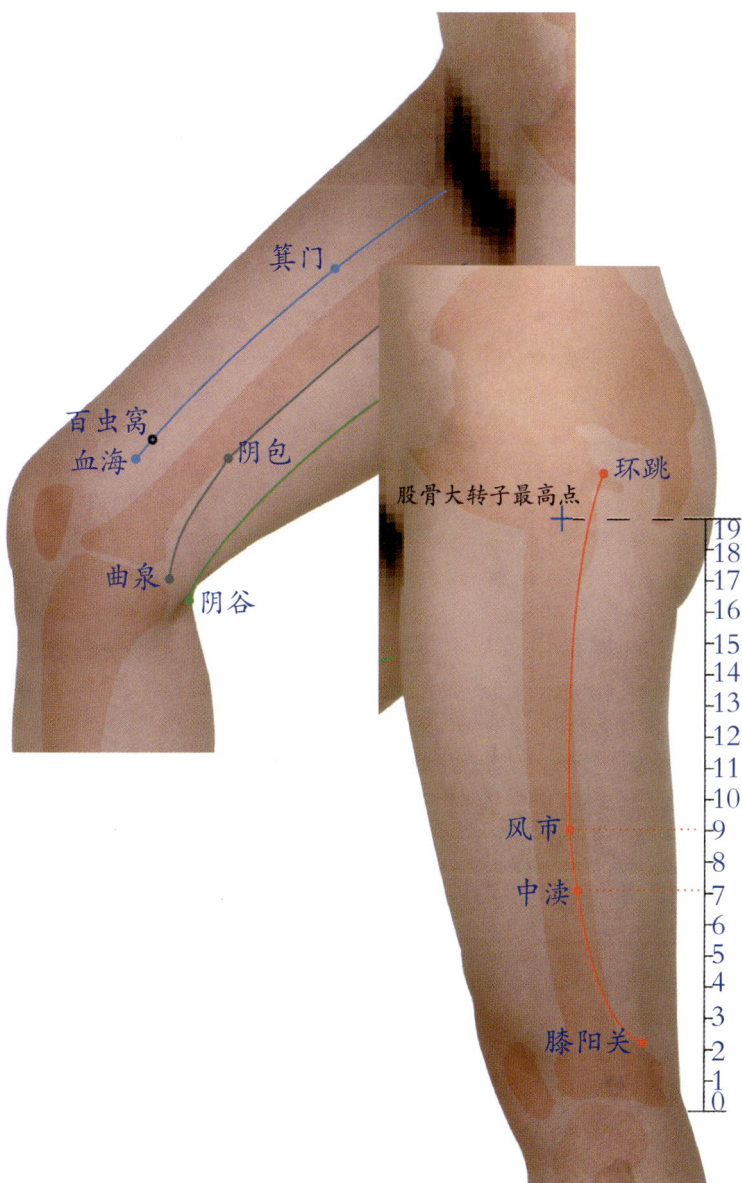

图 19　大腿内、外侧穴位

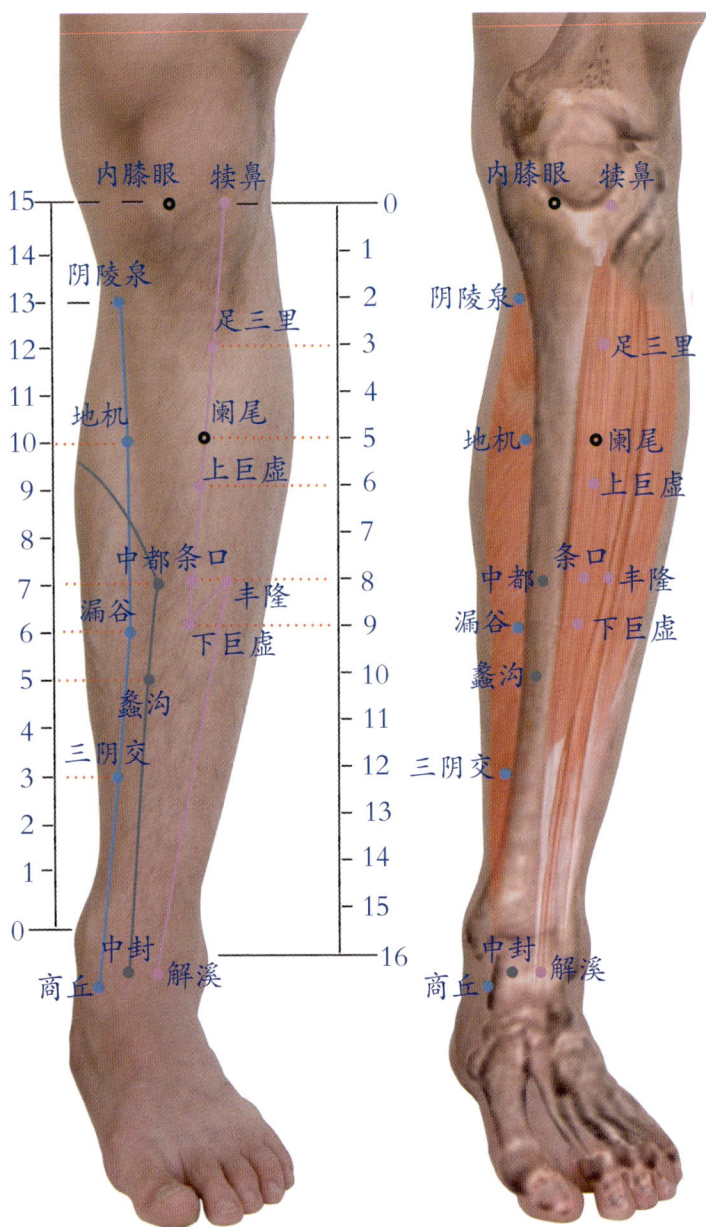

内膝眼　犊鼻
阴陵泉
足三里
地机　阑尾
上巨虚
中都　条口
漏谷　丰隆
下巨虚
蠡沟
三阴交
中封　解溪
商丘

内膝眼　犊鼻
阴陵泉
足三里
地机　阑尾
上巨虚
中都　条口　丰隆
漏谷　下巨虚
蠡沟
三阴交
中封　解溪
商丘

图20　小腿前面穴位

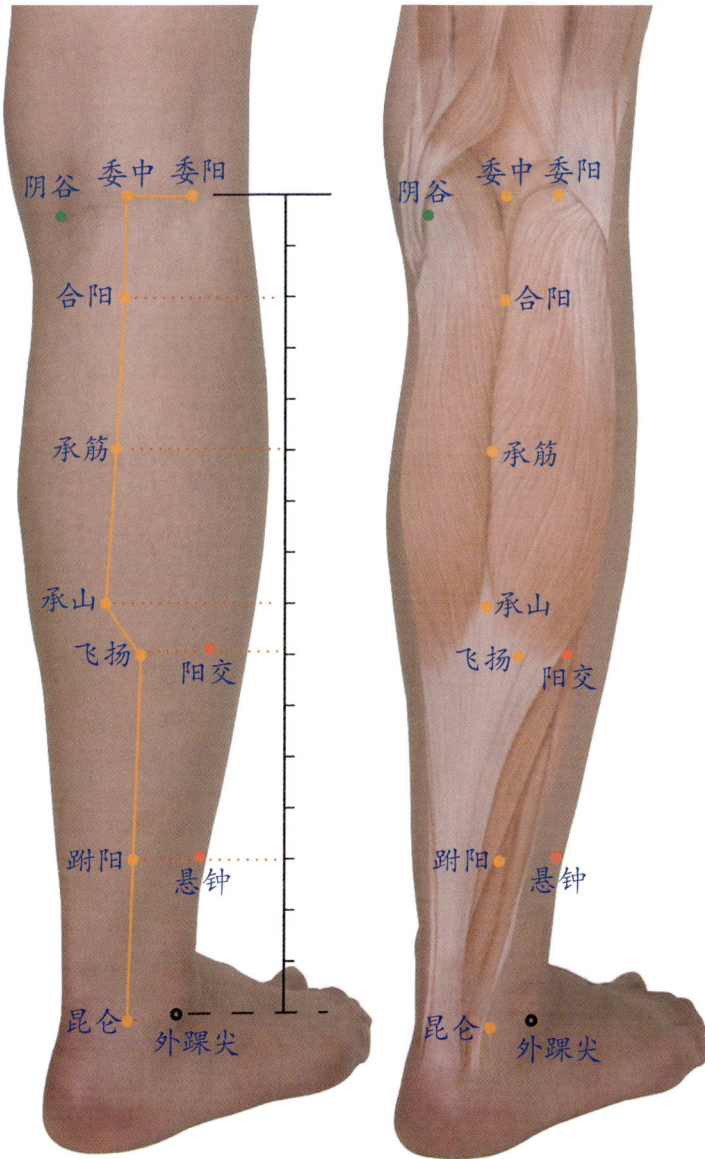

图 21　小腿后面穴位

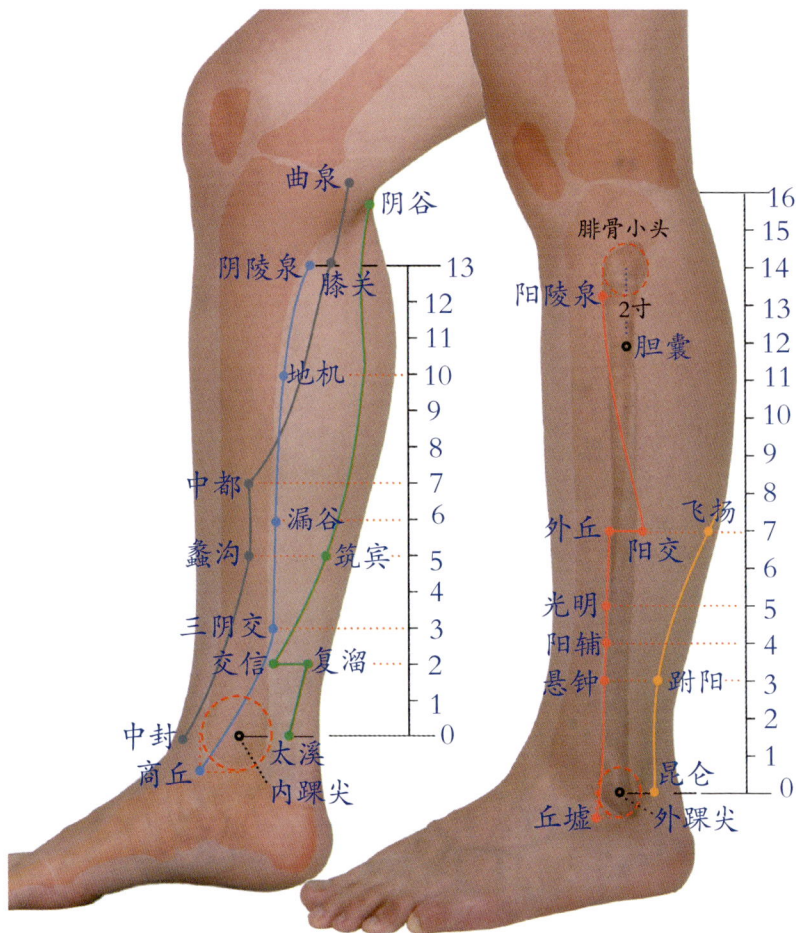

图22　小腿内、外侧穴位

内踝尖
中封
商丘
太溪
大钟
照海
水泉
0
1
2
3
公孙
太白
然谷
隐白
大都

外踝尖
昆仑
足临泣
丘墟
申脉
侠溪 地五会
仆参
金门
足窍阴
至阴 足通谷 束骨 京骨

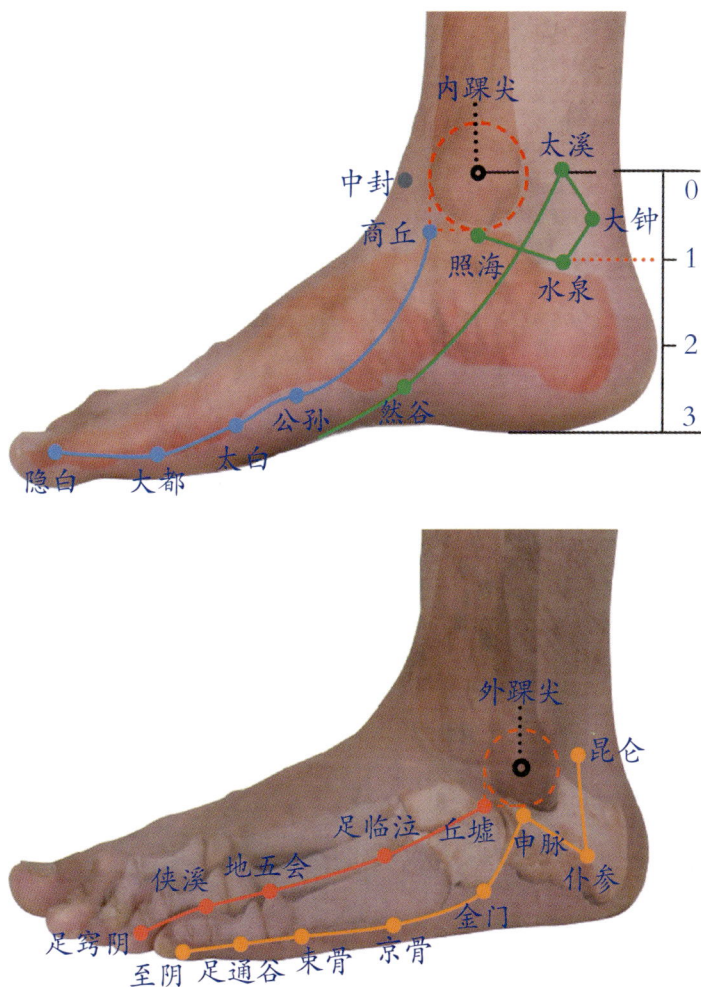

图 23　足内外侧穴位

气端

独阴

涌泉

解溪　中封

冲阳

足临泣

地五会　　太冲

侠溪　陷谷

至阴　内庭　行间

足窍阴　厉兑　隐白

八风　大敦

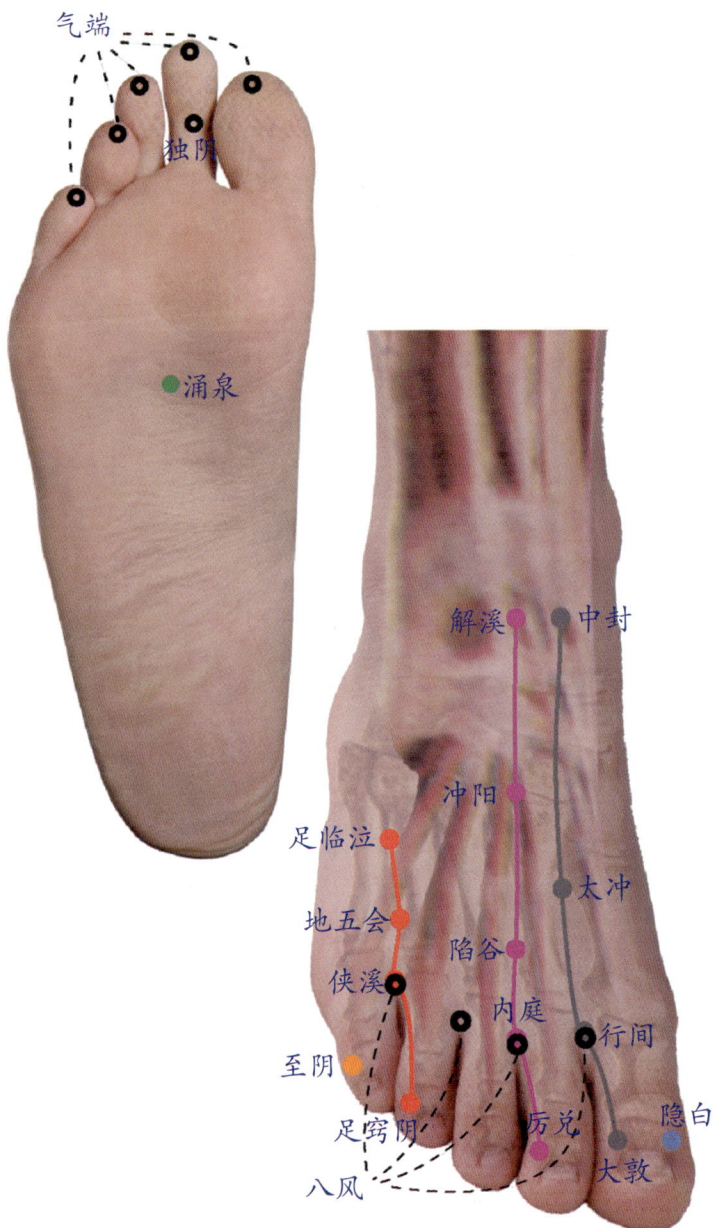

图 24　足背、足底穴位

第二部分　穴位定位与主治

一、手太阴肺经穴

1. 中府　肺之募穴　图 5、8

定位：在胸部，横平第 1 肋间隙，锁骨下窝外侧，前正中线旁开 6 寸。

主治：①咳嗽、气喘、胸满痛等肺部病证；②肩背痛。

2. 云门　图 5

定位：在胸部，锁骨下窝凹陷中，肩胛骨喙突内缘，前正中线旁开 6 寸。

主治：①咳嗽、气喘、胸痛等肺部病证；②肩背痛。

3. 天府　图 11、12

定位：在臂前区，腋前纹头下 3 寸，肱二头肌桡侧缘处。

主治：①咳嗽、气喘、鼻衄等肺部病证；②瘿气；③上臂痛。

4. 侠白　图 11、12

定位：在臂前区，腋前纹头下 4 寸，肱二头肌桡侧缘处。

主治：①咳嗽、气喘等肺系病证；②干呕（还循胃口）；③上臂痛。

5. 尺泽　合穴　图 11、13

定位：在肘区，肘横纹上，肱二头肌腱桡侧缘凹陷中。

主治：①咳嗽、气喘、咯血、咽喉肿痛等肺系实热性病证；②肘臂挛痛；③急性吐泻、中暑、小儿惊风等急性病证。

6. 孔最　郄穴　图 13、16

定位：在前臂前区，腕掌侧远端横纹上 7 寸，尺泽与太渊连线上。

主治：①咯血、咳嗽、气喘、咽喉肿痛等肺系病证；②肘臂挛痛。

7. 列缺　络穴；八脉交会穴（通任脉）　图 13

定位：在前臂，腕掌侧远端横纹上 1.5 寸，拇短伸肌腱与拇长展肌腱之间，拇长展肌腱沟的凹陷中。

主治：①咳嗽、气喘、咽喉肿痛等肺系病证；②头痛、齿痛、项强、口眼歪斜等头部疾患。

8. 经渠　经穴　图 13

定位：在前臂前区，腕掌侧远端横纹上 1 寸，桡骨茎突与桡动脉之间。

主治：①咳嗽、气喘、胸痛、咽喉肿痛等肺系病证；②手腕痛。

9. 太渊　输穴；原穴；八会穴之脉会　图 13、16

定位：在腕前区，桡骨茎突与舟状骨之间，拇长展肌腱尺侧凹陷中。

主治：①咳嗽、气喘等肺系疾患；②无脉症（脉会太渊）；③腕臂痛。

10. 鱼际　荥穴　图 16

定位：在手外侧，第 1 掌骨桡侧中点赤白肉际处。

主治：①咳嗽、咽干、咯血、咽喉肿痛、失音等肺系热性病证；②小儿疳积。

11. 少商　井穴　图 16

定位：在手指，拇指末节桡侧，指甲根角侧上方 0.1 寸（指寸）。

主治：①咽喉肿痛、鼻衄、高热等肺系实热证；②癫狂、昏迷。

二、手阳明大肠经穴

1. 商阳　井穴　图 16、17

定位：在手指，食指末节桡侧，指甲根角侧上方 0.1 寸（指寸）。

主治：①齿痛、咽喉肿痛等五官疾患；②热病、昏迷等热证、急症。

2. 二间　荥穴　图 16、17

定位：在手指，第 2 掌指关节桡侧远端赤白肉际处。

主治：①鼻衄、齿痛等五官疾患；②热病。

3. 三间　输穴　图 16、17

定位：在手背，第 2 掌指关节桡侧近端凹陷中。

主治：①齿痛、咽喉肿痛等五官疾患；②腹胀、肠鸣等肠腑病证；③嗜睡。

4. 合谷　原穴　图 16、17

定位：在手背，第 2 掌骨桡侧的中点处。

主治：①头痛、目赤肿痛、齿痛、鼻衄、口眼歪斜、耳聋等头面五官诸疾；②发热恶寒等外感病证，热病无汗或多汗；③经闭、滞产等妇产科病证。

5. 阳溪　经穴　图 14、15、16、17

定位：在腕区，腕背侧远端横纹桡侧，桡骨茎突远端，解剖学"鼻烟窝"凹陷中。

主治：①手腕痛；②头痛、目赤肿痛、耳聋等头面五官疾患。

6. 偏历　络穴　图 14、15

定位：在前臂，腕背侧远端横纹上 3 寸，阳溪与曲池连线上。

主治：①耳鸣、鼻衄等五官疾患；②手臂酸痛；③腹部胀满；④水肿。

7. 温溜　郄穴　图 14、15

定位：在前臂，腕背侧远端横纹上 5 寸，阳溪与曲池连线上。

主治：①急性肠鸣、腹痛等肠腑病证；②疔疮；③头痛、面肿、咽喉肿痛等头面病证；④肩背酸痛。

8. 下廉　图 14、15

定位：在前臂，肘横纹下 4 寸，阳溪与曲池连线上。

主治：①肘臂痛；②头痛、眩晕、目痛；③腹胀、腹痛。

9. 上廉　图 14、15

定位：在前臂，肘横纹下 3 寸，阳溪与曲池连线上。

主治：①肘臂痛、半身不遂、手臂麻木等上肢病证；②头痛；③肠鸣腹痛。

10. 手三里 图 14、15

定位：在前臂，肘横纹下 2 寸，阳溪与曲池连线上。

主治：①手臂无力、上肢不遂等上肢病证；②腹痛、腹泻；③齿痛、颊肿。

11. 曲池 合穴 图 11、12、14、15

定位：在肘区，尺泽与肱骨外上髁连线的中点处。

主治：①手臂痹痛、上肢不遂等上肢病证；②热病；③高血压；④癫狂；⑤腹痛、吐泻等肠胃病证；⑥咽喉肿痛、齿痛、目赤肿痛等五官科热性病证；⑦瘾疹、湿疹、瘰疬等皮肤、外科疾患。

12. 肘髎 图 11、12

定位：在肘区，肱骨外上髁上缘，髁上嵴的前缘。

主治：肘臂部疼痛、麻木、挛急等局部病证。

13. 手五里 图 11、12

定位：在臂部，肘横纹上 3 寸，曲池与肩髃连线上。

主治：①肘臂挛痛；②瘰疬。

14. 臂臑 图 12

定位：在臂部，曲池上 7 寸，三角肌前缘处。

主治：①肩臂疼痛不遂、颈项拘挛等肩、颈项病证；②瘰疬；③目疾。

15. 肩髃 图 11、12

定位：在三角肌区，肩峰外侧缘前端与肱骨大结节两骨间凹陷中。

主治：①肩臂挛痛、上肢不遂等肩、上肢病证；②瘾疹。

16. 巨骨 图 9

定位：在肩胛区，锁骨肩峰端与肩胛冈之间凹陷中。

主治：①肩臂挛痛、臂不举等局部病证；②瘰疬，瘿气。

17. 天鼎 图 4

定位：在颈部，横平环状软骨，胸锁乳突肌后缘。

主治：①暴喑气哽、咽喉肿痛、吞咽困难等咽喉病证；②瘰疬，瘿气。

18. 扶突 图 4

定位：在胸锁乳突肌区，横平喉结，胸锁乳突肌前、后缘中间。

主治：①咽喉肿痛、暴喑、吞咽困难、呃逆等咽喉病证；②瘿气，瘰疬；③咳嗽，气喘；④颈部手术针麻用穴。

19. 口禾髎 图 1

定位：在面部，横平人中沟上 1/3 与下 2/3 交点，鼻孔外缘直下。

主治：鼻塞、鼽衄、口歪、口噤等局部病证。

20. 迎香 图 1

定位：在面部，鼻翼外缘中点旁，鼻唇沟中。

主治：①鼻塞、鼽衄、口歪等局部病证；②胆道蛔虫症。

三、足阳明胃经穴

1. 承泣 图 1

定位：在面部，眼球与眶下缘之间，瞳孔直下。

主治：①眼睑𥆧动、迎风流泪、夜盲、近视等目疾；②口眼歪斜、面肌痉挛。

2. 四白 图 1

定位：在面部，眶下孔处。

主治：①目赤痛痒、眼睑𥆧动、目翳等目疾；②口眼歪斜、三叉神经痛、面肌痉挛等面部病证；③头痛、眩晕。

3. 巨髎 图 1

定位：在面部，横平鼻翼下缘，瞳孔直下。

主治：口眼歪斜、鼻衄、齿痛、唇颊肿等局部五官病证。

4. 地仓 图 1、2

定位：在面部，口角旁开 0.4 寸（指寸）。

主治：口眼歪斜、流涎、三叉神经痛等局部病证。

5. 大迎 图 1、2

定位：在面部，下颌角前方，咬肌附着部的前缘凹陷中，面动脉搏动处。

主治：口眼歪斜、颊肿、齿痛等局部病证。

6. 颊车 图 2

定位：在面部，下颌角前上方一横指（中指）。

主治：齿痛、牙关不利、颊肿、口角歪斜等局部病证。

7. 下关 图 2

定位：在面部，颧弓下缘中央与下颌切迹之间凹陷中。

主治：①牙关不利、三叉神经痛、齿痛、口眼歪斜等面口病证；②耳聋、耳鸣、聤耳等耳疾。

8. 头维 图 1、2

定位：在头部，额角发际直上 0.5 寸，头正中线旁开 4.5 寸。

主治：头痛、目眩、目痛等头目病证。

9. 人迎 图 4

定位：在颈部，横平喉结，胸锁乳突肌前缘，颈总动脉搏动处。

主治：①瘿气，瘰疬；②咽喉肿痛；③高血压；④气喘。

10. 水突 图 4

定位：在颈部，横平环状软骨，胸锁乳突肌前缘。

主治：①咽喉肿痛等局部病证；②咳嗽，气喘。

11. 气舍 图 4、5

定位：在胸锁乳突肌区，锁骨上小窝，锁骨胸骨端上缘，胸锁乳突肌胸骨头与锁骨头之间的凹陷中。

主治：①咽喉肿痛；②瘿瘤、瘰疬；③气喘、呃逆；④项强。

12. 缺盆 图 4、5

定位：在颈外侧区，锁骨上大窝，锁骨上缘凹陷中，前正中线旁开 4 寸。

主治：①咳嗽、气喘、咽喉肿痛、缺盆中痛等肺系及局部病证；②瘰疬。

13. 气户 图 5

定位：在胸部，锁骨下缘，前正中线旁开 4 寸。

主治：①咳嗽、气喘、呃逆、胸胁支满等气机升降失常性病证；②胸痛。

14. 库房 图5、8

定位：在胸部，第1肋间隙，前正中线旁开4寸。

主治：①咳嗽、气喘、咳唾脓血等肺系病证；②胸胁胀痛。

15. 屋翳 图5、8

定位：在胸部，第2肋间隙，前正中线旁开4寸。

主治：①咳嗽、气喘、咳唾脓血等肺系病证；②胸胁胀痛；③乳痈、乳癖等乳疾。

16. 膺窗 图5、8

定位：在胸部，第3肋间隙，前正中线旁开4寸。

主治：①咳嗽、气喘；②胸胁胀痛；③乳痈。

17. 乳中 图5、8

定位：在胸部，乳头中央。

主治：本穴不针不灸，只作胸部腧穴的定位标志。

18. 乳根 图5、8

定位：在胸部，第5肋间隙，前正中线旁开4寸。

主治：①乳痈、乳癖、乳汁少等乳部疾患；②咳嗽，气喘，呃逆；③胸痛。

19. 不容 图6

定位：在上腹部，脐中上6寸，前正中线旁开2寸。

主治：呕吐、胃痛、纳少、腹胀等胃疾。

20. 承满 图6

定位：在上腹部，脐中上5寸，前正中线旁开2寸。

主治：胃痛、吐血、纳少等胃疾。

21. 梁门 图6

定位：在上腹部，脐中上4寸，前正中线旁开2寸。

主治：纳少、胃痛、呕吐等胃疾。

22. 关门 图6

定位：在上腹部，脐中上3寸，前正中线旁开2寸。

主治：腹胀、腹痛、肠鸣、腹泻等胃肠病证。

23. 太乙 图6

定位：在上腹部，脐中上2寸，前正中线旁开2寸。

主治：①腹痛，腹胀，胃痛；②心烦、癫狂等神志疾患。

24. 滑肉门　图6

定位：在上腹部，脐中上1寸，前正中线旁开2寸。

主治：①腹痛，腹胀，胃痛，呕吐；②癫狂。

25. 天枢　图6、7

定位：在上腹部，横平脐中，前正中线旁开2寸。

主治：①腹痛、腹胀、便秘、腹泻、痢疾等胃肠病证；②月经不调、痛经等妇科疾患。

26. 外陵　图7

定位：在下腹部，脐中下1寸，前正中线旁开2寸。

主治：①腹痛，疝气；②痛经。

27. 大巨　图7

定位：在下腹部，脐中下2寸，前正中线旁开2寸。

主治：①小腹胀满、小便不利等水液输布排泄失常性疾患；②疝气；③遗精、早泄等男科疾患。

28. 水道　图7

定位：在下腹部，脐中下3寸，前正中线旁开2寸。

主治：①小腹胀满、小便不利等水液输布排泄失常性疾患；②疝气；③痛经、不孕等妇科疾患。

29. 归来　图7

定位：在下腹部，脐中下4寸，前正中线旁开2寸。

主治：①小腹痛，疝气；②月经不调、带下、阴挺等妇科疾患。

30. 气冲　图7、18

定位：在腹股沟区，耻骨联合上缘，前正中线旁开2寸，动脉搏动处。

主治：①肠鸣腹痛；②疝气；③月经不调、不孕、阳痿、阴肿等妇科及男科病。

31. 髀关　图18

定位：在股前区，股直肌近端、缝匠肌与阔筋膜肌3条肌肉之间凹陷中。

主治：下肢痿痹、腰痛、膝冷等腰及下肢病证。

32. 伏兔 图18

定位：在股前区，髌底上6寸，髂前上棘与髌底外侧端的连线上。

主治：①下肢痿痹、腰痛、膝冷等腰及下肢病证；②疝气；③脚气。

33. 阴市 图18

定位：在股前区，髌底上3寸，股直肌肌腱外侧缘。

主治：①下肢痿痹，膝关节屈伸不利；②疝气。

34. 梁丘 *郄穴* 图18

定位：在股前区，髌底上2寸，股外侧肌与股直肌肌腱之间。

主治：①急性胃痛；②膝肿痛、下肢不遂等下肢病证；③乳痈、乳痛等乳疾。

35. 犊鼻 图20

定位：在膝前区，髌韧带外侧凹陷中。

主治：膝痛、屈伸不利、下肢麻痹等下肢、膝关节疾患。

36. 足三里 *合穴；胃之下合穴* 图20

定位：在小腿外侧，犊鼻下3寸，犊鼻与解溪连线上。

主治：①胃痛、呕吐、噎膈、腹胀、腹泻、痢疾、便秘等胃肠病证；②下肢痿痹；③癫狂等神志病；④乳痈、肠痈等外科疾患；⑤虚劳诸证，为强壮保健要穴。

37. 上巨虚 *大肠之下合穴* 图20

定位：在小腿外侧，犊鼻下6寸，犊鼻与解溪连线上。

主治：①肠鸣、腹痛、腹泻、便秘、肠痈、痢疾等胃肠病证；②下肢痿痹。

38. 条口 图20

定位：在小腿外侧，犊鼻下8寸，犊鼻与解溪连线上。

主治：①下肢痿痹，转筋；②肩臂痛；③脘腹疼痛。

39. 下巨虚 *小肠之下合穴* 图20

定位：在小腿外侧，犊鼻下9寸，犊鼻与解溪连线上。

主治：①腹泻、痢疾、小腹痛等胃肠病证；②下肢痿痹。

③乳痈。

40. 丰隆 络穴 图20

定位：在小腿外侧，外踝尖上8寸，胫骨前肌的外缘。

主治：①头痛、眩晕；②癫狂；③咳嗽痰多等痰饮病证；④下肢痿痹；⑤腹胀，便秘。

41. 解溪 经穴 图20、24

定位：在踝区，踝关节前面中央凹陷中，拇长伸肌腱与趾长伸肌腱之间。

主治：①下肢痿痹、踝关节痛、足下垂等下肢、踝关节疾患；②头痛、眩晕；③癫狂；④腹胀，便秘。

42. 冲阳 原穴 图24

定位：在足背，第2跖骨基底部与中间楔状骨关节处，可触及足背动脉。

主治：①胃痛；②口眼歪斜；③癫狂痫；④足痿无力。

43. 陷谷 输穴 图24

定位：在足背，第2、3跖骨间，第2跖趾关节近端凹陷中。

主治：①面肿、水肿等水液输布失常性疾患；②足背肿痛；③肠鸣腹痛。

44. 内庭 荥穴 图24

定位：在足背，第2、3趾间，趾蹼缘后方赤白肉际处。

主治：①齿痛、咽喉肿痛、鼻衄等五官热性病证；②热病；③吐酸、腹泻、痢疾、便秘等肠胃病证；④足背肿痛，跖趾关节痛。

45. 厉兑 井穴 图24

定位：在足趾，第2趾末节外侧，趾甲根角侧后方0.1寸。

主治：①鼻衄、齿痛、咽喉肿痛等实热性五官病证；②热病；③多梦、癫狂等神志疾患。

四、足太阴脾经穴

1. 隐白 井穴 图23、24

定位：在足趾，大趾末节内侧，趾甲根角侧后方0.1寸。

主治：①月经过多、崩漏等妇科病；②便血、尿血等慢性出血证；③癫狂，多梦；④惊风；⑤腹满，暴泄。

2. 大都　荥穴　图23

定位：在足趾，第1跖趾关节远端赤白肉际凹陷中。

主治：①腹胀、胃痛、呕吐、腹泻、便秘等脾胃病证；②热病，无汗。

3. 太白　输穴；原穴　图23

定位：在跖区，第1跖趾关节近端赤白肉际凹陷中。

主治：①肠鸣、腹胀、腹泻、胃痛、便秘等脾胃病证；②体重节痛。

4. 公孙　络穴；八脉交会穴（通冲脉）　图23

定位：在跖区，第1跖骨底的前下缘赤白肉际处。

主治：①胃痛、呕吐、腹痛、腹泻、痢疾等脾胃肠腑病证；②心烦失眠、狂证等神志病证；③逆气里急、气上冲心等冲脉病证。

5. 商丘　经穴　图20、22、23

定位：在踝区，内踝前下方，舟骨粗隆与内踝尖连线中点凹陷中。

主治：①腹胀、腹痛、便秘等脾胃病证；②黄疸；③足踝痛。

6. 三阴交　肝脾肾三经的交会穴　图20、22

定位：在小腿内侧，内踝尖上3寸，胫骨内侧缘后际。

主治：①肠鸣腹胀、腹泻等脾胃虚弱诸证；②月经不调、带下、阴挺、不孕、滞产等妇科病证；③遗精、阳痿、遗尿等生殖泌尿系统疾患；④心悸，失眠，高血压；⑤下肢痿痹；⑥阴虚诸证。

7. 漏谷　图20、22

定位：在小腿内侧，内踝尖上6寸，胫骨内侧缘后际。

主治：①腹胀，肠鸣；②小便不利，遗精；③下肢痿痹。

8. 地机　郄穴　图20、22

定位：在小腿内侧，阴陵泉下3寸，胫骨内侧缘后际。

主治：①痛经、崩漏、月经不调等妇科病；②腹痛、腹泻等脾胃病证；③小便不利、水肿等脾不运化水湿病证。

9. 阴陵泉　合穴　图20、22

定位：在小腿内侧，胫骨内侧髁下缘与胫骨内侧缘之间的凹陷中。

主治：①腹胀、腹泻、水肿、黄疸、小便不利等脾不运化水湿病证；②膝痛。

10. 血海　图18、19

定位：在股前区，髌底内侧端上2寸，股内侧肌隆起处。

主治：①月经不调、痛经、经闭等月经病；②瘾疹、湿疹、丹毒等血热性皮肤病。

11. 箕门　图18、19

定位：在股前区，髌底内侧端与冲门连线的上1/3与2/3交点，长收肌与缝匠肌交角的动脉搏动处。

主治：①小便不利，遗尿；②腹股沟肿痛。

12. 冲门　图7、18

定位：在腹股沟区，腹股沟斜纹中，髂外动脉搏动处的外侧。

主治：①腹痛，疝气；②崩漏、带下、胎气上冲等妇科病证。

13. 府舍　图7

定位：在下腹部，脐中下4.3寸，前正中线旁开4寸。

主治：腹痛、积聚、疝气等下腹部病证。

14. 腹结　图7

定位：在下腹部，脐中下1.3寸，前正中线旁开4寸。

主治：①腹痛，腹泻，食积；②疝气。

15. 大横　图6、7

定位：在腹部，脐中旁开4寸。

主治：腹痛、腹泻、便秘等脾胃病证。

16. 腹哀　图6

定位：在上腹部，脐中上3寸，前正中线旁开4寸。

主治：消化不良、腹痛、便秘、痢疾等脾胃肠腑病证。

17. 食窦　图5、8

定位：在胸部，第5肋间隙，前正中线旁开6寸。

主治：①胸胁胀痛；②噫气、反胃、腹胀等胃气失降性病证；③水肿。

18. 天溪 图 5、8

定位：在胸部，第 4 肋间隙，前正中线旁开 6 寸。

主治：①胸胁疼痛，咳嗽；②乳痈，乳汁少。

19. 胸乡 图 5、8

定位：在胸部，第 3 肋间隙，前正中线旁开 6 寸。

主治：胸胁胀痛。

20. 周荣 图 5、8

定位：在胸部，第 2 肋间隙，前正中线旁开 6 寸。

主治：①咳嗽，气逆；②胸胁胀满。

21. 大包 图 8

定位：在胸外侧区，第 6 肋间隙，在腋中线上。

主治：①气喘；②胸胁痛；③全身疼痛；④疝气；⑤四肢无力。

五、手少阴心经穴

1. 极泉 图 12

定位：在腋区，腋窝中央，腋动脉搏动处。

主治：①心痛、心悸等心疾；②肩臂疼痛、胁肋疼痛、臂丛神经损伤等痛证；③瘰疬；④腋臭；⑤上肢针麻用穴。

2. 青灵 图 11

定位：在臂前区，肘横纹上 3 寸，肱二头肌的内侧沟中。

主治：①头痛，振寒；②胁痛，肩臂疼痛。

3. 少海 合穴 图 11、13、15

定位：在肘前区，横平肘横纹，肱骨内上髁前缘。

主治：①心痛、癫症等心病、神志病；②肘臂挛痛，臂麻手颤；③头项痛，腋胁部痛；④瘰疬。

4. 灵道 经穴 图 13

定位：在前臂前区，腕掌侧远端横纹上 1.5 寸，尺侧腕屈肌腱的桡侧缘。

主治：①心痛，悲恐善笑；②暴喑；③肘臂挛痛。

5. 通里　络穴　图13

定位：在前臂前区，腕掌侧远端横纹上 1 寸，尺侧腕屈肌腱的桡侧缘。

主治：①心悸、怔忡等心病；②舌强不语，暴喑；③腕臂痛。

6. 阴郄　郄穴　图13

定位：在前臂前区，腕掌侧远端横纹上 0.5 寸，尺侧腕屈肌腱的桡侧缘。

主治：①心痛、惊悸等心病；②骨蒸盗汗；③吐血，衄血。

7. 神门　输穴；原穴　图13、16

定位：在腕前区，腕掌侧远端横纹尺侧端，尺侧腕屈肌腱的桡侧缘。

主治：①心痛、心烦、惊悸、怔忡、健忘、失眠、痴呆、癫狂痫等心与神志病证；②高血压；③胸胁痛。

8. 少府　荥穴　图16

定位：在手掌，横平第 5 掌指关节近端，第 4、5 掌骨之间。

主治：①心悸、心痛等心胸病；②阴痒、阴痛；③痈疡；④小指挛痛。

9. 少冲　井穴　图16

定位：在手指，小指末节桡侧，指甲根角侧上方 0.1 寸（指寸）。

主治：①心悸、心痛、癫狂、昏迷等心及神志病证；②热病；③胸胁痛。

六、手太阳小肠经穴

1. 少泽　井穴　图16、17

定位：在手指，小指末节尺侧，指甲根角侧上方 0.1 寸（指寸）。

主治：①乳痈、乳少等乳疾；②昏迷、热病等急症、热证；③头痛、目翳、咽喉肿痛等头面五官病证。

2. 前谷　荥穴　图16、17

定位：在手指，第5掌指关节尺侧远端赤白肉际凹陷中。

主治：①热病；②乳痈，乳少；③头痛、目痛、耳鸣、咽喉肿痛等头面五官病证。

3. 后溪　输穴；八脉交会穴（通督脉）　图16、17

定位：在手内侧，第5掌指关节尺侧近端赤白肉际凹陷中。

主治：①头项强痛、腰背痛、手指及肘臂挛痛等痛证；②耳聋，目赤；③癫狂痫；④疟疾。

4. 腕骨　原穴　图15、16、17

定位：在腕区，第5掌骨底与三角骨之间的赤白肉际凹陷中。

主治：①指挛腕痛，头项强痛；②目翳；③黄疸；④热病，疟疾。

5. 阳谷　经穴　图14、15、16、17

定位：在腕后区，尺骨茎突与三角骨之间的凹陷中。

主治：①颈颌肿、臂外侧痛、腕痛等痛证；②头痛、目眩、耳鸣、耳聋等头面五官病证；③热病；④癫狂痫。

6. 养老　郄穴　图14、15

定位：在前臂后区，腕背横纹上1寸，尺骨头桡侧凹陷中。

主治：①目视不明；②肩、背、肘、臂酸痛。

7. 支正　络穴　图14、15

定位：在前臂后区，腕背侧远端横纹上5寸，尺骨尺侧与尺侧腕屈肌腱之间。

主治：①头痛，项强，肘臂酸痛；②热病；③癫狂；④疣症。

8. 小海　合穴　图11、14、15

定位：在肘后区，尺骨鹰嘴与肱骨内上髁之间凹陷中。

主治：①肘臂疼痛，麻木；②癫痫。

9. 肩贞　图9

定位：在肩胛区，肩关节后下方，腋后纹头直上1寸。

主治：①肩臂疼痛，上肢不遂；②瘰疬。

10. 臑俞　图9

定位：在肩胛区，腋后纹头直上，肩胛冈下缘凹陷中。

主治：①肩臂疼痛，肩不举；②瘰疬。

11. 天宗 图 9

定位：在肩胛区，肩胛冈中点与肩胛骨下角联线上 1/3 与下 2/3 交点凹陷中。

主治：①肩胛疼痛、肩背部损伤等局部病证；②气喘。

12. 秉风 图 9

定位：在肩胛区，肩胛冈中点上方冈上窝中。

主治：肩胛疼痛、上肢酸麻等肩胛、上肢病证。

13. 曲垣 图 9

定位：在肩胛区，肩胛冈内侧端上缘凹陷中。

主治：肩胛疼痛。

14. 肩外俞 图 9

定位：在脊柱区，第 1 胸椎棘突下，后正中线旁开 3 寸。

主治：肩背疼痛、颈项强急等肩背、颈项痹症。

15. 肩中俞 图 9

定位：在脊柱区，第 7 颈椎棘突下，后正中线旁开 2 寸。

主治：①咳嗽，气喘；②肩臂疼痛。

16. 天窗 图 4

定位：在颈部，横平喉结，胸锁乳突肌的后缘。

主治：①耳鸣、耳聋、咽喉肿痛、暴喑等五官病证；②颈项强痛。

17. 天容 图 2、4

定位：在颈部，下颌角后方，胸锁乳突肌的前缘凹陷中。

主治：①耳鸣、耳聋、咽喉肿痛等五官病证；②头痛，颈项强痛。

18. 颧髎 图 1、2

定位：在面部，颧骨下缘，目外眦直下凹陷中。

主治：口眼㖞斜、眼睑润动、齿痛、三叉神经痛等面部病证。

19. 听宫 图 2

定位：在面部，耳屏正中与下颌骨髁状突之间的凹陷中。

主治：①耳鸣、耳聋、聤耳等耳疾；②齿痛。

七、足太阳膀胱经穴

1. 睛明　图 1

定位：在面部，目内眦内上方眶内侧壁凹陷中。

主治：①目赤肿痛、流泪、视物不明、目眩、近视、夜盲、色盲等目疾；②急性腰扭伤、坐骨神经痛；③心动过速。

2. 攒竹　图 1

定位：在面部，眉头凹陷中，额切迹处。

主治：①头痛，眉棱骨痛；②眼睑𥆧动、眼睑下垂、口眼歪斜、目视不明、目赤肿痛、流泪等目部病证；③呃逆。

3. 眉冲　图 1、3

定位：在头部，额切迹直上入发际 0.5 寸。

主治：①头痛，目眩；②鼻塞，鼻衄。

4. 曲差　图 1、3

定位：在头部，前发际正中直上 0.5 寸，旁开 1.5 寸。

主治：①头痛，目眩；②鼻塞，鼻衄。

5. 五处　图 3

定位：在头部，前发际正中直上 1 寸，旁开 1.5 寸。

主治：①头痛，目眩；②癫痫。

6. 承光　图 3

定位：在头部，前发际正中直上 2.5 寸，旁开 1.5 寸。

主治：①头痛，目眩；②鼻塞；③热病。

7. 通天　图 3

定位：在头部，前发际正中直上 4 寸，旁开 1.5 寸。

主治：①头痛，眩晕；②鼻塞、鼻衄、鼻渊等鼻部疾病。

8. 络却　图 3

定位：在头部，前发际正中直上 5.5 寸，旁开 1.5 寸。

主治：①头晕；②目视不明，耳鸣。

9. 玉枕　图 3

定位：在头部，横平枕外隆凸上缘，后发际正中旁开 1.3 寸。

主治：①头项痛，目痛；②鼻塞。

10. 天柱　图 3、4

定位：在颈后区，横平第 2 颈椎棘突上缘，斜方肌外缘凹陷中。

主治：①后头痛、项强、肩背腰痛等痹症；②鼻塞；③癫狂痫；④热病。

11. 大杼　八会穴之骨会　图 9

定位：在脊柱区，第 1 胸椎棘突下，后正中线旁开 1.5 寸。

主治：①咳嗽；②项强，肩背痛。

12. 风门　图 9

定位：在脊柱区，第 2 胸椎棘突下，后正中线旁开 1.5 寸。

主治：①感冒、咳嗽、发热、头痛等外感病证；②项强，胸背痛。

13. 肺俞　肺之背俞穴　图 9

定位：在脊柱区，第 3 胸椎棘突下，后正中线旁开 1.5 寸。

主治：①咳嗽、气喘、咯血等肺疾；②骨蒸潮热、盗汗等阴虚病证。

14. 厥阴俞　心包之背俞穴　图 9

定位：在脊柱区，第 4 胸椎棘突下，后正中线旁开 1.5 寸。

主治：①心痛，心悸；②咳嗽，胸闷；③呕吐。

15. 心俞　心之背俞穴　图 9

定位：在脊柱区，第 5 胸椎棘突下，后正中线旁开 1.5 寸。

主治：①心痛、心悸、失眠、健忘、癫痫等心与神志病变；②咳嗽、吐血；③盗汗，遗精。

16. 督俞　图 9

定位：在脊柱区，第 6 胸椎棘突下，后正中线旁开 1.5 寸。

主治：①心痛、胸闷；②寒热、气喘；③腹胀、腹痛、肠鸣、呃逆等胃肠病证。

17. 膈俞　八会穴之血会　图 9

定位：在脊柱区，第 7 胸椎棘突下，后正中线旁开 1.5 寸。

主治：①呕吐、呃逆、气喘、吐血等上逆之证；②贫血；③瘾疹，皮肤瘙痒；④潮热、盗汗。

18. 肝俞　肝之背俞穴　图9

定位：在脊柱区，第9胸椎棘突下，后正中线旁开1.5寸。

主治：①胁痛、黄疸等肝胆疾病；②目赤、目视不明、夜盲、迎风流泪等目疾；③癫狂痫；④脊背痛。

19. 胆俞　胆之背俞穴　图9

定位：在脊柱区，第10胸椎棘突下，后正中线旁开1.5寸。

主治：①胁痛、黄疸、肝胆疾病；②肺痨、潮热。

20. 脾俞　脾之背俞穴　图9

定位：在脊柱区，第11胸椎棘突下，后正中线旁开1.5寸。

主治：①腹胀、纳呆、呕吐、腹泻、痢疾、便血、水肿等脾胃肠腑疾病；②背痛。

21. 胃俞　胃之背俞穴　图9

定位：在脊柱区，第12胸椎棘突下，后正中线旁开1.5寸。

主治：胃脘痛、呕吐、腹胀、肠鸣等胃疾。

22. 三焦俞　三焦之背俞穴　图10

定位：在脊柱区，第1腰椎棘突下，后正中线旁开1.5寸。

主治：①腹胀、呕吐、腹泻、痢疾、肠鸣等脾胃肠腑疾病；②小便不利、水肿等三焦气化不利病证；③腰背强痛。

23. 肾俞　肾之背俞穴　图10

定位：在脊柱区，第2腰椎棘突下，后正中线旁开1.5寸。

主治：①头晕、耳聋、耳鸣、腰酸痛等肾虚病证；②遗尿、遗精、阳痿、早泄、不育等生殖泌尿系疾患；③月经不调、带下、不孕等妇科病证。

24. 气海俞　图10

定位：在脊柱区，第3腰椎棘突下，后正中线旁开1.5寸。

主治：①肠鸣腹胀；②痛经；③腰痛。

25. 大肠俞　大肠之背俞穴　图10

定位：在脊柱区，第4腰椎棘突下，后正中线旁开1.5寸。

主治：①腰腿痛；②腹胀，腹泻、便秘等胃肠病证。

26. 关元俞　图10

定位：在脊柱区，第5腰椎棘突下，后正中线旁开1.5寸。

主治：①腹胀，腹泻；②腰骶痛；③小便频数或不利，遗尿。

27. 小肠俞 小肠之背俞穴 图10

定位：在骶区，横平第1骶后孔，骶正中嵴旁开1.5寸。

主治：①遗尿、遗精、尿血、尿痛、带下等泌尿生殖系疾患；②腹泻，痢疾；③疝气；④腰骶痛。

28. 膀胱俞 膀胱之背俞穴 图10

定位：在骶区，横平第2骶后孔，骶正中嵴旁开1.5寸。

主治：①小便不利、遗尿等膀胱气化功能失调病证；②腰骶痛；③腹泻，便秘。

29. 中膂俞 图10

定位：在骶区，横平第3骶后孔，骶正中嵴旁开1.5寸。

主治：①腹泻；②疝气；③腰骶痛。

30. 白环俞 图10

定位：在骶区，横平第4骶后孔，骶正中嵴旁开1.5寸。

主治：①遗尿，遗精；②月经不调，带下；③疝气；④腰骶痛。

31. 上髎 图10

定位：在骶区，正对第1骶后孔中。

主治：①大小便不利；②月经不调、带下、阴挺等妇科病证；③遗精，阳痿；④腰骶痛。

32. 次髎 图10

定位：在骶区，正对第2骶后孔中。

主治：①月经不调、痛经、带下等妇科病证；②小便不利；③遗精；④疝气；⑤腰骶痛，下肢痿痹。

33. 中髎 图10

定位：在骶区，正对第3骶后孔中。

主治：①便秘，腹泻；②小便不利；③月经不调，带下；④腰骶痛。

34. 下髎 图10

定位：在骶区，正对第4骶后孔中。

主治：①便秘，腹痛；②小便不利；③带下；④腰骶痛。

35. 会阳 图 10、18

定位：在骶区，尾骨端旁开 0.5 寸。

主治：①痔疾，腹泻；②阳痿；③带下。

36. 承扶 图 18

定位：在股后区，臀沟的中点。

主治：①腰、骶、臀、股部疼痛；②痔疾。

37. 殷门 图 18

定位：在股后区，臀沟下 6 寸，股二头肌与半腱肌之间。

主治：腰痛，下肢痿痹。

38. 浮郄 图 18

定位：在膝后区，腘横纹上 1 寸，股二头肌腱的内侧缘。

主治：①股腘部疼痛、麻木；②便秘。

39. 委阳 三焦之下合穴 图 18、21

定位：在膝部，腘横纹上，股二头肌腱的内侧缘。

主治：①腹满，小便不利；②腰脊强痛，腿足挛痛。

40. 委中 合穴；膀胱之下合穴 图 18、21

定位：在膝后区，腘横纹中点。

主治：①腰背痛、下肢痿痹等腰及下肢病证；②腹痛，急性吐泻；③小便不利，遗尿；④丹毒。

41. 附分 图 9

定位：在脊柱区，第 2 胸椎棘突下，后正中线旁开 3 寸。

主治：颈项强痛、肩背拘急、肘臂麻木等痹证。

42. 魄户 图 9

定位：在脊柱区，第 3 胸椎棘突下，后正中线旁开 3 寸。

主治：①咳嗽、气喘、肺痨等肺疾；②项强，肩背痛。

43. 膏肓 图 9

定位：在脊柱区，第 4 胸椎棘突下，后正中线旁开 3 寸。

主治：①咳嗽、气喘、肺痨等肺之虚损证；②肩胛痛；③健忘、遗精、盗汗等虚劳诸疾。

44. 神堂 图 9

定位：在脊柱区，第 5 胸椎棘突下，后正中线旁开 3 寸。

主治：①咳嗽、气喘、胸闷等肺胸病证；②脊背强痛。

45. 谚语 图9

定位：第6胸椎棘突下，后正中线旁开3寸。

主治：①咳嗽、气喘；②肩背痛；③疟疾，热病。

46. 膈关 图9

定位：在脊柱区，第7胸椎棘突下，后正中线旁开3寸。

主治：①胸闷、嗳气、呕吐等气上逆之病证；②脊背强痛。

47. 魂门 图9

定位：在脊柱区，第9胸椎棘突下，后正中线旁开3寸。

主治：①胸胁痛，背痛；②呕吐，腹泻。

48. 阳纲 图9

定位：在脊柱区，第10胸椎棘突下，后正中线旁开3寸。

主治：①肠鸣、腹痛、腹泻等胃肠病证；②黄疸；③消渴。

49. 意舍 图9

定位：在脊柱区，第11胸椎棘突下，后正中线旁开3寸。

主治：腹胀、肠鸣、呕吐、腹泻等胃肠病证。

50. 胃仓 图9

定位：在脊柱区，第12胸椎棘突下，后正中线旁开3寸。

主治：①胃脘痛、腹胀、小儿食积等脾胃病证；②水肿；③背脊痛。

51. 肓门 图10

定位：在腰区，第1腰椎棘突下，后正中线旁开3寸。

主治：①腹痛、痞块、便秘等腹部疾患；②乳疾。

52. 志室 图10

定位：在腰区，第2腰椎棘突下，后正中线旁开3寸。

主治：①遗精、阳痿等肾虚病证；②小便不利，水肿；③腰脊强痛。

53. 胞肓 图10

定位：在骶区，横平第2骶后孔，骶正中嵴旁开3寸。

主治：①肠鸣、腹胀、便秘等胃肠病证；②癃闭；③腰脊强痛。

54. 秩边 图 10

定位：在骶区，横平第 4 骶后孔，骶正中嵴旁开 3 寸。

主治：①腰骶痛、下肢痿痹等腰及下肢病证；②小便不利；③便秘，痔疾；④阴痛。

55. 合阳 图 21

定位：在小腿后区，腘横纹下 2 寸，腓肠肌内、外侧头之间。

主治：①腰脊强痛，下肢痿痹；②疝气；③崩漏。

56. 承筋 图 21

定位：在小腿后区，腘横纹下 5 寸，腓肠肌两肌腹之间。

主治：①腰腿拘急、疼痛；②痔疾。

57. 承山 图 21

定位：在小腿后区，腓肠肌两肌腹与肌腱交角处。

主治：①腰腿拘急、疼痛；②痔疾，便秘。

58. 飞扬 络穴 图 21、22

定位：在小腿后区，昆仑直上 7 寸，腓肠肌外下缘与跟腱移行处。

主治：①头痛，目眩；②腰腿疼痛；③痔疾。

59. 跗阳 阳跷脉郄穴 图 21、22

定位：在小腿后区，昆仑直上 3 寸，腓骨与跟腱之间。

主治：①腰骶痛、下肢痿痹、外踝肿痛等腰、下肢痹证；②头痛。

60. 昆仑 经穴 图 21、22、23

定位：在踝区，外踝尖与跟腱之间的凹陷中。

主治：①后头痛、项强、腰骶疼痛、足踝肿痛等痛证；②癫痫；③滞产。

61. 仆参 图 23

定位：在跟区，昆仑直下，跟骨外侧，赤白肉际处。

主治：①下肢痿痹、足跟痛；②癫痫。

62. 申脉 八脉交会穴（通于阳跷脉） 图 23

定位：在踝区，外踝尖直下，外踝下缘与跟骨之的凹陷中。

主治：①头痛，眩晕；②癫狂痫证、失眠等神志疾患；③腰腿酸痛。

63. 金门 郄穴 图23

定位：在足背，外踝前缘直下，第 5 跖骨粗隆后方，骰骨下缘凹陷中。

主治：①头痛、项强；②癫痫；③小儿惊风。

64. 京骨 原穴 图23

定位：在跖区，第 5 跖骨粗隆前下方，赤白肉际处。

主治：①头痛、项强；②腰腿痛；③癫痫。

65. 束骨 输穴 图23

定位：在跖区，第 5 跖趾关节的近端，赤白肉际处。

主治：①头痛、项强、目眩等头部疾患；②腰腿痛；③癫狂。

66. 足通谷 荥穴 图23

定位：在足趾，第 5 跖趾关节的远端，赤白肉际处。

主治：①头痛，项强；②鼻衄；③癫狂。

67. 至阴 井穴 图23

定位：在足趾，小趾末节外侧，趾甲根角侧后方0.1寸（指寸）。

主治：①胎位不正，滞产；②头痛，目痛；③鼻塞，鼻衄。

八、足少阴肾经穴

1. 涌泉 井穴 图24

定位：在足底，屈足卷趾时足心最凹陷中。

主治：①晕厥、中暑、小儿惊风、癫狂痫等急症及神志病证；②头痛，头晕，目眩，失眠；③咯血、咽喉肿痛、喉痹等肺系病证；④大便难，小便不利；⑤奔豚气；⑥足心热。

2. 然谷 荥穴 图23

定位：在足内侧，足舟骨粗隆下方，赤白肉际处。

主治：①月经不调、阴挺、阴痒、白浊等妇科病证；②遗精、阳痿、小便不利等泌尿生殖系疾患；③咯血，咽喉肿痛；④消渴；⑤腹泻；⑥小儿脐风，口噤。

3. 太溪 输穴；原穴 图22、23

定位：在踝区，内踝尖与跟腱之间的凹陷中。

主治：①头痛、目眩、失眠、健忘、遗精、阳痿等肾虚证；②咽喉肿痛、齿痛、耳鸣、耳聋等阴虚性五官病证；③咳嗽、气喘、咯血、胸痛等肺部疾患；④消渴，小便频数，便秘；⑤月经不调；⑥腰脊痛，下肢厥冷。

4. 大钟 络穴 图23

定位：在跟区，内踝后下方，跟骨上缘，跟腱附着部前缘凹陷中。

主治：①痴呆；②癃闭，遗尿，便秘；③月经不调；④咯血，气喘；⑤腰脊强痛，足跟痛。

5. 水泉 郄穴 图23

定位：在跟区，太溪直下1寸，跟骨结节内侧凹陷中。

主治：①月经不调、痛经、经闭、阴挺等妇科病证；②小便不利。

6. 照海 八脉交会穴（通于阴跷脉） 图23

定位：在踝区，内踝尖下1寸，内踝下缘边际凹陷中。

主治：①失眠、癫痫等精神、神志疾患；②咽喉干痛、目赤肿痛等五官热性疾患；③月经不调、带下、阴挺等妇科病证；④小便频数，癃闭。

7. 复溜 经穴 图22

定位：在小腿内侧，内踝尖上2寸，跟腱的前缘。

主治：①水肿、汗证（无汗或多汗）等津液失调疾患；②腹胀、腹泻等胃肠疾患；③腰脊强痛，下肢痿痹。

8. 交信 阴跷脉之郄穴 图22

定位：在小腿内侧，内踝尖上2寸，胫骨内侧缘后际凹陷中。

主治：①月经不调、崩漏、阴挺等妇科病证；②疝气；③五淋；④腹泻、便秘、痢疾等胃肠病证。

9. 筑宾 阴维脉之郄穴 图22

定位：在小腿内侧，太溪直上5寸，比目鱼肌与跟腱之间。

主治：①癫狂；②疝气；③呕吐涎沫，吐舌；④小腿内侧痛。

10. 阴谷 合穴 图 19、21、22

定位：在膝后区，腘横纹上，半腱肌肌腱外侧缘。

主治：①癫狂；②阳痿、小便不利、月经不调、崩漏等泌尿生殖系疾患；③膝股内侧痛。

11. 横骨 图 7、18

定位：在下腹部，脐中下 5 寸，前正中线旁开 0.5 寸。

主治：①少腹胀痛；②小便不利、遗尿、遗精等泌尿生殖系疾患；③疝气。

12. 大赫 图 7

定位：在下腹部，脐中下 4 寸，前正中线旁开 0.5 寸。

主治：①遗精、阳痿等男科疾患；②阴挺、带下等妇科疾患。

13. 气穴 图 7

定位：在下腹部，脐中下 3 寸，前正中线旁开 0.5 寸。

主治：①奔豚气；②月经不调，带下；③小便不利；④腹泻。

14. 四满 图 7

定位：在下腹部，脐中下 2 寸，前正中线旁开 0.5 寸。

主治：①月经不调、崩漏、带下、产后恶露不尽等妇科病证；②遗精，遗尿；③小腹痛，脐下积、聚、疝、瘕等腹部疾患；④便秘，水肿。

15. 中注 图 7

定位：在下腹部，脐中下 1 寸，前正中线旁开 0.5 寸。

主治：①月经不调；②腹痛、便秘、腹泻等胃肠疾患。

16. 肓俞 图 6、7

定位：在腹部，脐中旁开 0.5 寸。

主治：①腹痛、腹胀、腹泻、便秘等胃肠病证；②月经不调；③疝气。

17. 商曲 图 6

定位：在上腹部，脐中上 2 寸，前正中线旁开 0.5 寸。

主治：①胃痛、腹痛、便秘、腹泻等胃肠疾患；②腹中积聚。

18. 石关 图 6

定位：在上腹部，脐中上 3 寸，前正中线旁开 0.5 寸。

主治：①胃痛、呕吐、腹痛、腹胀、便秘等胃肠疾患；②不孕。

19. 阴都 图6

定位：在上腹部，脐中上4寸，前正中线旁开0.5寸。

主治：胃痛、腹胀、便秘等胃肠疾患。

20. 腹通谷 图6

定位：在上腹部，脐中上5寸，前正中线旁开0.5寸。

主治：①胃痛、呕吐、腹痛、腹胀等胃肠疾患；②心痛、心悸、胸闷等心胸疾患。

21. 幽门 图6

定位：在上腹部，脐中上6寸，前正中线旁开0.5寸。

主治：善哕、呕吐、腹痛、腹胀、腹泻等胃肠疾患。

22. 步廊 图5

定位：在胸部，第5肋间隙，前正中线旁开2寸。

主治：①胸痛、咳嗽、气喘等胸肺疾患；②乳痈。

23. 神封 图5

定位：在胸部，第4肋间隙，前正中线旁开2寸。

主治：①胸胁支满、咳嗽、气喘等胸肺疾患；②乳痈；③呕吐，不嗜食。

24. 灵墟 图5

定位：在胸部，第3肋间隙，前正中线旁开2寸。

主治：①胸胁支满、咳嗽、气喘等胸肺疾患；②乳痈；③呕吐。

25. 神藏 图5

定位：在胸部，第2肋间隙，前正中线旁开2寸。

主治：①胸胁支满、咳嗽、气喘等胸肺疾患；②呕吐，不嗜食。

26. 彧中 图5

定位：在胸部，第1肋间隙，前正中线旁开2寸。

主治：胸胁支满、咳嗽、气喘痰涌等肺系疾患。

27. 俞府 图 5

定位：在胸部，锁骨下缘，前正中线旁开 2 寸。

主治：咳嗽、气喘、胸痛等胸肺疾患。

九、手厥阴心包经穴

1. 天池 图 5、8

定位：在胸部，第 4 肋间隙，前正中线旁开 5 寸。

主治：①咳嗽、痰多、胸闷、气喘、胸痛等肺心病证；②乳痛；③瘰疬。

2. 天泉 图 11

定位：在臂前区，腋前纹头下 2 寸，肱二头肌的长、短头之间。

主治：①心痛、咳嗽、胸胁胀满等肺心病证；②胸背及上臂内侧痛。

3. 曲泽 合穴 图 11、13、15

定位：在肘前区，肘横纹上，肱二头肌肌腱的尺侧缘凹陷中。

主治：①心痛、心悸、善惊等心系病证；②胃痛、呕血、呕吐等热性胃疾；③暑热病；④肘臂挛痛。

4. 郄门 郄穴 图 13

定位：在前臂区，腕掌侧远端横纹上 5 寸，掌长肌腱与桡侧腕屈肌腱之间。

主治：①急性心痛、心悸、心烦、胸痛等心疾；②咯血、呕血、衄血等热性出血证；③疔疮；④癫痫。

5. 间使 经穴 图 13

定位：在前臂区，腕掌侧远端横纹上 3 寸，掌长肌腱与桡侧腕屈肌腱之间。

主治：①心痛、心悸等心疾；②胃痛、呕吐等热性胃病；③热病、疟疾；④癫狂痫。

6. 内关 络穴；八脉交会穴（通阴维脉） 图 13

定位：在前臂区，腕掌侧远端横纹上 2 寸，掌长肌腱与桡侧腕屈肌腱之间。

主治：①心痛、胸闷、心动过速或过缓等心疾；②胃痛、呕吐、呃逆等胃腑病证；③中风；④失眠、郁证、癫狂痫等神志病证；⑤眩晕症，如晕车、晕船、耳源性眩晕；⑥肘臂挛痛。

7. 大陵 输穴；原穴 图13、16

定位：在前臂区，腕掌侧远端横纹中，掌长肌腱与桡侧腕屈肌腱之间。

主治：①心痛，心悸，胸胁满痛；②胃痛、呕吐、口臭等胃腑病证；③喜笑悲恐、癫狂痫等神志疾患；④臂、手挛痛。

8. 劳宫 荥穴 图16

定位：在掌区，横平第3掌指关节近端，第2、3掌骨之间偏于第3掌骨。

主治：①中风昏迷、中暑等急症；②心痛、烦闷、癫狂痫等神志疾患；③口疮，口臭；④鹅掌风。

9. 中冲 井穴 图16

定位：在手指，中指末端最高点。

主治：中风昏迷、舌强不语、中暑、昏厥、小儿惊风等急症。

十、手少阳三焦经穴

1. 关冲 井穴 图16

定位：在手指，第4指末节尺侧，指甲根脚侧上方0.1寸（指寸）。

主治：①头痛、目赤、耳鸣、耳聋、喉痹、舌强等头面五官病证；②热病、中暑。

2. 液门 荥穴 图16

定位：在手背，第4、5指间，指蹼缘上方赤白肉际凹陷中。

主治：①头痛、目赤、耳鸣、耳聋、喉痹、舌强等头面五官热性病证；②疟疾；③手臂痛。

3. 中渚 输穴 图16

定位：在手背，第4、5掌骨间，第4掌指关节近端凹陷中。

主治：①头痛、目赤、耳鸣、耳聋、喉痹、舌强等头面五官病证；②热病；③肩背肘臂酸痛，手指不能屈伸。

4. 阳池 原穴 图 14、16

定位：在腕后区，腕背侧远端横纹上，指伸肌腱的尺侧缘凹陷中。

主治：①目赤肿痛、耳鸣、喉痹等五官病证；②消渴，口干；③腕痛，肩臂痛。

5. 外关 络穴；八脉交会穴（通于阳维脉） 图 14

定位：在前臂后区，腕背侧远端横纹上2寸，尺骨与桡骨间隙中点。

主治：①目赤肿痛、耳鸣、喉痹等五官病证；②消渴，口干；③腕痛，肩臂痛；④热病；⑤头痛、目赤肿痛、耳鸣、耳聋等头面五官病证；⑥瘰疬；⑦胁肋痛；⑧上肢痿痹不遂。

6. 支沟 经穴 图 14

定位：在前臂后区，腕背侧远端横纹上3寸，尺骨与桡骨间隙中点。

主治：①便秘；②耳鸣、耳聋；③暴喑；④瘰疬；⑤胁肋疼痛；⑥热病。

7. 会宗 郄穴 图 14

定位：在前臂后区，腕背侧远端横纹上3寸，尺骨的桡侧缘。

主治：①耳聋；②癫证；③上肢痹痛。

8. 三阳络 图 14

定位：在前臂后区，腕背侧远端横纹上4寸，尺骨与桡骨间隙中点。

主治：①耳聋、暴喑、齿痛等五官病证；②手臂痛。

9. 四渎 图 14

定位：在前臂后区，肘尖下5寸，尺骨与桡骨间隙中点。

主治：①耳聋、暴喑、齿痛、咽喉肿痛等五官病证；②手臂痛。

10. 天井 合穴 图 11、12、14

定位：在肘后区，肘尖上1寸凹陷中。

主治：①耳聋，癫痫；②瘰疬，瘿气；③偏头痛、胁肋痛、颈项肩背臂痛等痛证。

11. 清冷渊　图 11、12

定位：在臂后区，肘尖与肩峰角连线上，肘尖上 2 寸。

主治：头痛、目痛、胁痛、肩臂痛等痛证。

12. 消泺　图 11、12

定位：在臂后区，肘尖与肩峰角连线上，肘尖上 5 寸。

主治：头痛、齿痛、项背痛等痛证。

13. 臑会　图 11

定位：在臂后区，肩峰角下 3 寸，三角肌的后下缘。

主治：①瘰疬；②瘿气；③上肢痹痛。

14. 肩髎　图 9、12

定位：在三角肌区，肩峰角与肱骨大结节两骨间凹陷中。

主治：肩臂挛痛不遂。

15. 天髎　图 9

定位：在肩胛区，肩胛骨上角骨际凹陷中。

主治：肩臂痛，颈项强急。

16. 天牖　图 2、3、4

定位：在颈部，横平下颌角，胸锁乳突肌的后缘凹陷中。

主治：①头痛、头眩、项强、目不明、暴聋、鼻衄、喉痹等头项、五官病证；②瘰疬；③肩背痛。

17. 翳风　图 2、3、4

定位：在颈部，耳垂后方，乳突下端前方凹陷中。

主治：①耳鸣、耳聋等耳疾；②口眼歪斜、面风、牙关紧闭、颊肿等面、口病证；③瘰疬。

18. 瘈脉　图 2、3

定位：在头部，乳突中央，角孙与翳风沿耳轮弧形连线的上 2/3 与下 1/3 的交点处。

主治：①头痛、耳鸣、耳聋；②小儿惊风。

19. 颅息　图 2、3

定位：在头部，角孙与翳风沿耳轮弧形连线的上 1/3 与下 2/3 的交点处。

主治：①头痛、耳鸣、耳聋；②小儿惊风。

20. 角孙　图 2、3

定位：在头部，耳尖正对发际处。

主治：①头痛、项强；②目赤肿痛，目翳；③齿痛、颊肿。

21. 耳门　图 2

定位：在耳区，耳屏上切迹与下颌骨髁突之间的凹陷中。

主治：①耳鸣、耳聋、聤耳等耳疾；②齿痛，颈颌痛。

22. 耳和髎　图 2

定位：在头部，鬓发后缘，耳郭根的前方，颞浅动脉的后缘。

主治：①头痛，耳鸣；②牙关紧闭，口歪。

23. 丝竹空　图 1、2

定位：在面部，眉梢凹陷中。

主治：①癫痫；②头痛、目眩、目赤肿痛、眼睑𥉡动等头目病证；③齿痛。

十一、足少阳胆经穴

1. 瞳子髎　图 1、2

定位：在面部，目外眦外侧 0.5 寸凹陷中。

主治：①头痛；②目赤肿痛、羞明流泪、内障、目翳等目疾。

2. 听会　图 2

定位：在面部，耳屏间切迹与下颌骨髁突之间的凹陷中。

主治：①耳鸣、耳聋、聤耳等耳疾；②齿痛、口眼歪斜。

3. 上关　图 2

定位：在面部，颧弓上缘中央凹陷中。

主治：①耳鸣、耳聋、聤耳等耳疾；②齿痛、面痛、口眼歪斜、口噤等面口病证。

4. 颔厌　图 2

定位：在头部，从头维至曲鬓的弧形连线（其弧度与鬓发弧度相应）的上 1/4 与下 3/4 的交点处。

主治：①偏头痛，眩晕；②惊痫；③耳鸣、目外眦痛、齿痛等五官病证。

5. 悬颅　图 2

定位：在头部，从头维至曲鬓的弧形连线（其弧度与鬓发弧度相应）的中点处。

主治：①偏头痛；②目赤肿痛；③齿痛。

6. 悬厘　图 2

定位：在头部，从头维至曲鬓的弧形连线（其弧度与鬓发弧度相应）的上 3/4 与下 1/4 的交点处。

主治：①偏头痛；②目赤肿痛；③耳鸣。

7. 曲鬓　图 2

定位：在头部，耳前鬓角发际后缘与耳尖水平线的交点处。

主治：头痛连齿、颊颔肿、口噤等头面病证。

8. 率谷　图 2

定位：在头部，耳尖直上入发际 1.5 寸。

主治：①头痛、眩晕；②小儿急、慢惊风。

9. 天冲　图 2、3

定位：在头部，耳根后缘直上，入发际 2 寸。

主治：①头痛；②癫痫；③牙龈肿痛。

10. 浮白　图 2、3

定位：在头部，耳后乳突的后上方，从天冲至完骨的弧形连线（其弧度与耳郭弧度相应）的上 1/3 与下 2/3 的交点处。

主治：①头痛、耳鸣、耳聋、齿痛等头面病证；②瘰气。

11. 头窍阴　图 2、3

定位：在头部，耳后乳突的后上方，从天冲至完骨的弧形连线（其弧度与耳郭弧度相应）的上 2/3 与下 1/3 的交点处。

主治：①头痛、眩晕、颈项强痛等头项病证；②耳聋、耳鸣。

12. 完骨　图 2、3、4

定位：在头部，耳后乳突的后下方凹陷中。

主治：①癫痫；②头痛、颈项强痛、喉痹、颊肿、齿痛、口歪等头项五官病证。

13. 本神　图 1

定位：在头部，前发际上 0.5 寸，头正中线旁开 3 寸。

主治：癫痫、小儿惊风、中风、头痛、目眩等内、外风邪为患。

14. 阳白　图1

定位：在头部，眉上1寸，瞳孔直上。

主治：①前头痛；②目痛、视物模糊、眼睑瞤动等目疾。

15. 头临泣　图1、3

定位：在头部，前发际上0.5寸，瞳孔直上。

主治：①头痛；②目痛、目眩、流泪、目翳等目疾；③鼻塞，鼻渊；④小儿惊痫。

16. 目窗　图3

定位：在头部，前发际上1.5寸，瞳孔直上。

主治：①头痛；②目痛、目眩、远视、近视等目疾；③小儿惊痫。

17. 正营　图3

定位：在头部，前发际上2.5寸，瞳孔直上。

主治：头痛、头晕、目眩等头目病证。

18. 承灵　图3

定位：在头部，前发际上4寸，瞳孔直上。

主治：①头痛，眩晕；②目痛；③鼻渊、鼻衄、鼻窒、多涕等鼻疾。

19. 脑空　图2、3

定位：在头部，横平枕外隆凸的上缘，风池直上。

主治：①热病；②头痛、颈项强痛；③目眩、目赤肿痛、鼻痛、耳聋等五官病证；④惊悸，癫痫。

20. 风池　图2、3、4

定位：在颈后区，枕骨之下，胸锁乳突肌上端与斜方肌上端之间的凹陷中。

主治：①中风、癫痫、头痛、眩晕、耳聋、耳鸣等内风所致的病证；②感冒、鼻塞、鼻衄、目赤肿痛、口眼歪斜等外风所致的病证；③颈项强痛。

21. 肩井 图9

定位：在肩胛区，第7颈椎棘突与肩峰最外侧点连线的中点。

主治：①颈项强痛，肩背疼痛，上肢不遂；②难产、乳痈、乳汁不下、乳癖等妇产科及乳房疾患；③瘰疬。

22. 渊腋 图8

定位：在胸外侧区，第4肋间隙中，在腋中线上。

主治：①胸满，胁痛；②上肢痹痛；③腋下肿。

23. 辄筋 图8

定位：在胸外侧区，第4肋间隙中，腋中线前1寸。

主治：①胸满，气喘；②呕吐，吞酸；③胁痛，腋肿，肩背痛。

24. 日月 胆之募穴 图6、8

定位：在胸部，第7肋间隙中，前正中线旁开4寸。

主治：①黄疸、胁肋疼痛等肝胆病证；②呕吐、吞酸、呃逆等肝胆犯胃病证。

25. 京门 肾之募穴 图8、10

定位：在上腹部，第12肋骨游离端的下际。

主治：①小便不利、水肿等水液代谢失调的病证；②腹胀、肠鸣、腹泻等胃肠病证；③腰痛，胁痛。

26. 带脉 图6、7、8

定位：在侧腹部，第11肋骨游离端垂线与脐水平线的交点上。

主治：①月经不调、闭经、赤白带下等妇科经带病证；②疝气；③腰痛，胁痛。

27. 五枢 图7、10

定位：在下腹部，横平脐下3寸，髂前上棘内侧。

主治：①月经不调、阴挺、赤白带下等妇科病证；②疝气；③少腹痛，腰胯痛。

28. 维道 图7、10

定位：在下腹部，髂前上棘内下0.5寸。

主治：①月经不调、阴挺、赤白带下等妇科病证；②疝气；

③少腹痛，腰胯痛。

29. 居髎 图10

定位：在臀区，髂前上棘与股骨大转子最凸点连线的中点处。

主治：①腰腿痹痛，瘫痪；②疝气，少腹痛。

30. 环跳 图10、18、19

定位：在臀区，股骨大转子最凸点与骶管裂孔连线的外1/3与内2/3交点处。

主治：①腰胯疼痛、下肢痿痹、半身不遂等腰腿疾患；②风疹。

31. 风市 图19

定位：在股部，直立垂手，掌心贴于大腿时，中指尖所指凹陷中，髂胫束后缘。

主治：①下肢痿痹、麻木及半身不遂等下肢疾患；②遍身瘙痒。

32. 中渎 图19

定位：在股部，腘横纹上7寸，髂胫束后缘。

主治：下肢痿痹、麻木及半身不遂等下肢疾患。

33. 膝阳关 图19

定位：在膝部，股骨外上髁后上缘，股二头肌腱与髂胫束之间的凹陷中。

主治：膝腘肿痛、挛急及小腿麻木等下肢、膝关节疾患。

34. 阳陵泉 合穴；胆之下合穴；八会穴之筋会 图22

定位：在小腿外侧，腓骨头前下方凹陷中。

主治：①黄疸、胁痛、呕吐、口苦、吞酸等肝胆犯胃病证；②膝肿痛、下肢痿痹及麻木等下肢、膝关节疾患；③小儿惊风。

35. 阳交 阳维脉之郄穴 图21、22

定位：在小腿外侧，外踝尖上7寸，腓骨后缘。

主治：①惊狂、癫痫等神志病证；②瘰疬；③胸胁满痛；④下肢痿痹。

36. 外丘 郄穴 图22

定位：在小腿外侧，外踝尖上7寸，腓骨前缘。

主治：①癫狂；②胸胁胀满；③下肢痿痹。

37. 光明　络穴　图22

定位：在小腿外侧，外踝尖上5寸，腓骨前缘。

主治：①目痛、夜盲、近视、目花等目疾；②胸乳胀痛；③下肢痿痹。

38. 阳辅　经穴　图22

定位：在小腿外侧，外踝尖上4寸，腓骨前缘。

主治：①偏头痛、目外眦痛、咽喉肿痛、腋下肿痛、胸胁满痛等头面躯体痛证；②瘰疬；③下肢痿痹。

39. 悬钟　八会穴之髓会　图21、22

定位：在小腿外侧，外踝尖上3寸，腓骨前缘。

主治：①痴呆、中风等髓海不足疾患；②颈项强痛，胸胁胀满，下肢萎痹。

40. 丘墟　原穴　图22、23

定位：在踝区，外踝的前下方，趾长伸肌腱的外侧凹陷中。

主治：①目赤肿痛、目翳等目疾；②颈项痛、腋下肿、胸胁痛、外踝肿痛等痛证；③足内翻，足下垂。

41. 足临泣　输穴；八脉交会穴（通于带脉）　图23、24

定位：在足背，第4、5跖骨底结合部的前方，第5趾长伸肌腱外侧凹陷中。

主治：①偏头痛、目赤肿痛、胁肋疼痛、足跗疼痛等痛证；②月经不调，乳痈；③瘰疬。

42. 地五会　图23、24

定位：在足背，第4、5跖骨间，第4跖趾关节近端凹陷中。

主治：①头痛、目赤肿痛、胁痛、足跗肿痛等痛证；②耳聋、耳鸣；③乳痈。

43. 侠溪　荥穴　图23、24

定位：在足背，第4、5趾间，趾蹼缘后方赤白肉际处。

主治：①惊悸；②头痛、眩晕、颊肿、耳聋、耳鸣、目赤肿痛等头目五官病证；③胁肋疼痛、膝股痛、足跗肿痛等痛症；④乳痈；⑤热病。

44. 足窍阴　井穴　图23、24

定位：在足趾，第4趾末节外侧，趾甲根角侧后方0.1寸（指寸）。

主治：①头痛、耳聋、耳鸣、目赤肿痛、咽喉肿痛等头目五官实热病证；②胸胁痛，足跗肿痛。

十二、足厥阴肝经穴

1. 大敦　井穴　图24

定位：在足大趾，大趾末节外侧，趾甲根角侧后方0.1寸（指寸）。

主治：①疝气，少腹痛；②遗尿、癃闭、五淋、尿血等泌尿系病证；③月经不调、崩漏、阴缩、阴中痛、阴挺等月经病及前阴病证；④癫痫，善寐。

2. 行间　荥穴　图24

定位：在足背，第1、2趾间，趾蹼缘后方赤白肉际处。

主治：①中风、癫痫、头痛、目眩、目赤肿痛、青盲、口歪等肝经风热所致头目病证；②月经不调、痛经、闭经、崩漏、带下等妇科经带病证；③阴中痛，疝气；④遗尿、癃闭、五淋等泌尿系病证；⑤胸胁满痛。

3. 太冲　输穴；原穴　图24

定位：在足背，第1、2跖骨间，跖骨底结合部前方凹陷中，或触及动脉搏动。

主治：①中风、癫狂痫、小儿惊风、头痛、眩晕、耳鸣、目赤肿痛、口歪、咽痛等肝经风热病证；②月经不调、痛经、闭经、崩漏、带下等妇科经带病证；③黄疸、胁痛、腹胀、呕逆等肝胃病证；④癃闭，遗尿；⑤下肢痿痹，足跗肿痛。

4. 中封　经穴　图20、22、23、24

定位：在踝区，内踝前，胫骨前肌肌腱的内侧缘凹陷中。

主治：①疝气；②遗精；③小便不利；④腰痛、少腹痛、内踝肿痛等痛证。

5. 蠡沟　络穴　图 20、22

定位：在小腿内侧，内踝尖上 5 寸，胫骨内侧面的中央。

主治：①月经不调、赤白带下、阴挺、阴痒等妇科病证；②小便不利；③疝气，睾丸肿痛。

6. 中都　郄穴　图 20、22

定位：在小腿内侧，内踝尖上 7 寸，胫骨内侧面的中央。

主治：①疝气，小腹痛；②崩漏，恶露不尽；③泄泻。

7. 膝关　图 22

定位：在膝部，胫骨内侧髁的下方，阴陵泉后 1 寸。

主治：膝髌肿痛，下肢痿痹。

8. 曲泉　合穴　图 19、22

定位：在膝部，腘横纹内侧端，半腱肌肌腱内侧缘凹陷中。

主治：①月经不调、痛经、带下、阴挺、阴痒、产后腹痛等妇科病证；②遗精，阳痿，疝气；③小便不利；④膝髌肿痛，下肢痿痹。

9. 阴包　图 18、19

定位：在股前区，髌底上 4 寸，股薄肌与缝匠肌之间。

主治：①月经不调；②小便不利，遗尿；③腰骶痛引少腹。

10. 足五里　图 18

定位：在股前区，气冲直下 3 寸，动脉搏动处。

主治：①少腹痛；②小便不通；③阴挺；④睾丸肿痛；⑤瘰疬。

11. 阴廉　图 18

定位：在股前区，气冲直下 2 寸。

主治：①月经不调，带下；②少腹痛。

12. 急脉　图 7、18

定位：在腹股沟区，横平耻骨联合上缘，前正中线旁开 2.5 寸。

主治：①少腹痛，疝气；②阴挺。

13. 章门　脾之募穴；八会穴之脏会　图 8

定位：在侧腹部，在第 11 肋游离端的下际。

主治：①腹痛、腹胀、肠鸣、腹泻、呕吐等胃肠病证；②胁痛、黄疸、痞块（肝脾肿大）等肝脾病证。

14. 期门　肝之募穴　图6、8

定位：在胸部，第6肋间隙，前正中线旁开4寸。

主治：①胸胁胀痛、呕吐、吞酸、呃逆、腹胀、腹泻等肝胃病证；②奔豚气；③乳痈。

十三、督脉穴

1. 长强　络穴　图10

定位：在会阴区，尾骨下方，尾骨端与肛门连线的中点处。

主治：①腹泻、痢疾、便血、便秘、痔疮、脱肛等肠腑病证；②癫狂痫；③腰脊和尾骶部疼痛。

2. 腰俞　图10

定位：在骶区，正对骶管裂孔，后正中线上。

主治：①腹泻、痢疾、便血、便秘、痔疮、脱肛等肠腑病证；②月经不调、经闭等月经病；③腰脊强痛，下肢痿痹；④痫证。

3. 腰阳关　图10

定位：在脊柱区，第4腰椎棘突下凹陷中，后正中线上。

主治：①腰骶疼痛，下肢痿痹；②月经不调、赤白带下等妇科病证；③遗精、阳痿等男科病证。

4. 命门　图10

定位：在脊柱区，第2腰椎棘突下凹陷中，后正中线上。

主治：①腰脊强痛，下肢痿痹；②月经不调、赤白带下、痛经、经闭、不孕等妇科病证；③遗精、阳痿、精冷不育、小便频数等男性肾阳不足性病证；④小腹冷痛，腹泻。

5. 悬枢　图10

定位：在脊柱区，第1腰椎棘突下凹陷中，后正中线上。

主治：①腰脊强痛；②腹胀、腹痛、完谷不化、腹泻、痢疾等胃肠疾患。

6. 脊中　图9

定位：在脊柱区，第11胸椎棘突下凹陷中，后正中线上。

主治：①癫痫；②黄疸；③腹泻、痢疾、痔疮、脱肛、便血等肠腑病证；④腰脊强痛；⑤小儿疳积。

7. 中枢 图9

定位：在脊柱区，第10胸椎棘突下凹陷中，后正中线上。

主治：①黄疸；②呕吐、腹满、胃痛、食欲不振等脾胃病证；③腰背疼痛。

8. 筋缩 图9

定位：在脊柱区，第9胸椎棘突下凹陷中，后正中线上。

主治：①癫狂痫；②抽搐、脊强、四肢不收、筋挛拘急等筋病；③胃痛；④黄疸。

9. 至阳 图9

定位：在脊柱区，第7胸椎棘突下凹陷中，后正中线上。

主治：①黄疸、胸胁胀满等肝胆病证；②咳嗽，气喘；③腰背疼痛，脊强。

10. 灵台 图9

定位：在脊柱区，第6胸椎棘突下凹陷中，后正中线上。

主治：①咳嗽，气喘；②脊痛，项强；③疔疮。

11. 神道 图9

定位：在脊柱区，第5胸椎棘突下凹陷中，后正中线上。

主治：①心痛、心悸、怔忡等心疾；②失眠、健忘、中风不语、痫证等精神、神志病；③咳嗽，气喘；④腰脊强，肩背痛。

12. 身柱 图9

定位：在脊柱区，第3胸椎棘突下凹陷中，后正中线上。

主治：①身热、头痛、咳嗽、气喘等外感病证；②惊厥、癫狂痫等神志病证；③腰脊强痛；④疔疮发背。

13. 陶道 图9

定位：在脊柱区，第1胸椎棘突下凹陷中，后正中线上。

主治：①热病、疟疾、恶寒发热、咳嗽、气喘等外感病证；②骨蒸潮热；③癫狂；④脊强。

14. 大椎 图4、9

定位：在脊柱区，第7颈椎棘突下凹陷中，后正中线上。

主治：①热病、疟疾、恶寒发热、咳嗽、气喘等外感病证；②骨蒸潮热；③癫狂痫证、小儿惊风等神志病证；④项强，脊痛；⑤风疹，痤疮。

15. 哑门　图 3、4

定位：在颈后区，第 2 颈椎棘突上际凹陷中，后正中线上。

主治：①暴喑，舌缓不语；②癫狂痫、癔症等神志病证；③头痛，颈项强痛。

16. 风府　图 3、4

定位：在颈后区，枕外隆凸直下，两侧斜方肌之间凹陷中。

主治：①中风、癫狂痫、癔症等内风为患的神志病证；②头痛、眩晕、颈项强痛、咽喉肿痛、失音、目痛、鼻衄等内、外风为患者。

17. 脑户　图 3

定位：在头部，枕外隆凸的上缘凹陷中。

主治：①头晕，项强；②失音；③癫痫。

18. 强间　图 3

定位：在头部，后发际正中直上 4 寸。

主治：①头痛，目眩，项强；②癫狂。

19. 后顶　图 3

定位：在头部，后发际正中直上 5.5 寸。

主治：①头痛，眩晕；②癫狂痫。

20. 百会　图 3

定位：在头部，前发际正中直上 5 寸。

主治：①痴呆、中风、失语、瘛疭、失眠、健忘、癫狂痫证、癔症等神志病证；②头风、头痛、眩晕、耳鸣等头面病证；③脱肛、阴挺、胃下垂、肾下垂等气失固摄而致的下陷性病证。

21. 前顶　图 3

定位：在头部，前发际正中直上 3.5 寸。

主治：①头痛，眩晕；②鼻渊；③癫狂痫。

22. 囟会　图 3

定位：在头部，前发际正中直上 2 寸。

主治：①头痛，眩晕；②鼻渊；③癫狂痫。

23. 上星　图 3

定位：在头部，前发际正中直上 1 寸。

主治：①头痛、目痛、鼻渊、鼻衄等头面部病证；②热病，疟疾；③癫狂。

24. 神庭　图 1、3

定位：在头部，前发际正中直上 0.5 寸。

主治：①癫狂痫、失眠、惊悸；②头痛、目眩、目赤、目翳、鼻渊、鼻衄等头面五官病证；③失眠、惊悸等神志病证。

25. 素髎　图 1

定位：在面部，鼻尖的正中央。

主治：①昏迷、惊厥、新生儿窒息、休克、呼吸衰竭等急危重证；②鼻渊、鼻衄等鼻病。

26. 水沟　图 1

定位：在面部，人中沟的上 1/3 与中 1/3 交点处。

主治：①昏迷、晕厥、中风、中暑、休克、呼吸衰竭等急危重症，为急救要穴之一；②癔症、癫狂痫证、急慢惊风等神志病证；③鼻塞、鼻衄、面肿、口歪、齿痛、牙关紧闭等面鼻口部病证；④闪挫腰痛。

27. 兑端　图 1

定位：在面部，上唇结节的中点。

主治：①昏迷、晕厥、癫狂、癔症等神志病证；②口歪、口噤、口臭、齿痛等口部病证。

28. 龈交　图 1

定位：在上唇内，上唇系带与上牙龈的交点。

主治：①口歪、口噤、口臭、齿衄、齿痛、鼻衄、面赤颊肿等面口部病证；②癫狂。

29. 印堂　图 1

定位：在头部，两眉毛内侧端中间的凹陷中。

主治：①头痛，眩晕，失眠，小儿惊风；②鼻塞，鼻渊，鼻衄，眉棱骨痛，目痛。

十四、任脉穴

1. 会阴 图 7

定位：在会阴区，男性在阴囊根部与肛门连线的中点，女性在大阴唇后联合与肛门连线的中点。

主治：①溺水窒息、昏迷、癫狂痫等急危症、神志病证；②小便不利、遗尿、阴痛、阴痒、脱肛、阴挺、痔疮等前后二阴疾患；③遗精；④月经不调。

2. 曲骨 图 7、18

定位：在下腹部，耻骨联合上缘，前正中线上。

主治：①小便不利，遗尿；②遗精、阳痿、阴囊湿痒等男科病证；③月经不调、痛经、赤白带下等妇科经带病证。

3. 中极 膀胱之募穴 图 7

定位：在下腹部，脐中下 4 寸，前正中线上。

主治：①遗尿、小便不利、癃闭等泌尿系病证；②遗精、阳痿、不育等男科病证；③月经不调、崩漏、阴挺、阴痒、不孕、产后恶露不尽、带下等妇科病证。

4. 关元 小肠之募穴 图 7

定位：在下腹部，脐中下 3 寸，前正中线上。

主治：①中风脱证、虚劳冷惫、羸瘦无力等元气虚损病证；②少腹疼痛，疝气；③腹泻、痢疾、脱肛、便血等肠腑病证；④五淋、尿血、尿闭、尿频等泌尿系病证；⑤遗精、阳痿、早泄、白浊等男科病；⑥月经不调、痛经、经闭、崩漏、带下、阴挺、恶露不尽、胞衣不下等妇科病证。

5. 石门 三焦之募穴 图 7

定位：在下腹部，脐中下 2 寸，前正中线上。

主治：①腹胀、腹泻、痢疾、绕脐疼痛等肠腑病证；②奔豚气，疝气；③水肿，小便不利；④遗精，阳痿；⑤经闭、带下、崩漏、产后恶露不尽等妇科病证。

6. 气海 图 7

定位：在下腹部，脐中下 1.5 寸，前正中线上。

主治：①虚脱、形体羸瘦、脏气衰惫、乏力等气虚病证；②水谷不化、绕脐疼痛、腹泻、痢疾、便秘等肠腑病证；③小便不利，遗尿；④遗精，阳痿，疝气；⑤月经不调、痛经、经闭、崩漏、带下、阴挺、产后恶露不止、胞衣不下等妇科病证。

7. 阴交　图 7

定位：在下腹部，脐中下 1 寸，前正中线上。

主治：①腹痛，疝气；②水肿，小便不利；③月经不调、崩漏、带下等妇科经带病证。

8. 神阙　图 6、7

定位：在脐区，脐中央。

主治：①虚脱、中风脱证等元阳暴脱；②腹痛、腹胀、腹泻、痢疾、便秘、脱肛等肠腑病证；③水肿，小便不利。

9. 水分　图 6

定位：在上腹部，脐中上 1 寸，前正中线上。

主治：①水肿、小便不利等水液输布失常病证；②腹痛、腹泻、反胃吐食等胃肠病证。

10. 下脘　图 6

定位：在上腹部，脐中上 2 寸，前正中线上。

主治：①腹痛、腹胀、腹泻、呕吐、完谷不化、小儿疳积等脾胃病证；②痞块。

11. 建里　图 6

定位：在上腹部，脐中上 3 寸，前正中线上。

主治：①胃痛、呕吐、食欲不振、腹胀、腹痛等脾胃病证；②水肿。

12. 中脘　胃之募穴；八会穴之腑会　图 6

定位：在上腹部，脐中上 4 寸，前正中线上。

主治：①胃痛、腹胀、纳呆、呕吐、吞酸、呃逆、小儿疳积等脾胃病证；②黄疸；③癫狂，脏躁。

13. 上脘　图 6

定位：在上腹部，脐中上 5 寸，前正中线上。

主治：①胃痛、呕吐、呃逆、腹胀等胃腑病证；②癫痫。

14. 巨阙 *心之募穴* 图6

定位：在上腹部，脐中上6寸，前正中线上。

主治：①癫狂痫；②胸痛，心悸；③呕吐，吞酸。

15. 鸠尾 *络穴* 图6

定位：在上腹部，剑胸结合下1寸，前正中线上。

主治：①癫狂痫；②胸痛；③腹胀，呃逆。

16. 中庭 图5、6

定位：在胸部，剑胸结合中点处，前正中线上。

主治：①胸腹胀满、噎膈、呕吐等胃气上逆病证；②心痛；③梅核气。

17. 膻中 *心包募穴；八会穴之气会* 图5

定位：在胸部，横平第4肋间隙，前正中线上。

主治：①咳嗽、气喘、胸闷、心痛、噎膈、呃逆等胸中气机不畅的病证；②产后乳少、乳痈、乳癖等胸乳病证。

18. 玉堂 图5

定位：在胸部，横平第3肋间隙，前正中线上。

主治：咳嗽、气喘、胸闷、胸痛、乳房胀痛、呕吐等气机不畅为患者。

19. 紫宫 图5

定位：在胸部，横平第2肋间隙，前正中线上。

主治：咳嗽，气喘，胸痛。

20. 华盖 图5

定位：在胸部，横平第1肋间隙，前正中线上。

主治：咳嗽，气喘，胸痛。

21. 璇玑 图5

定位：在胸部，胸骨上窝下1寸，前正中线上。

主治：①咳嗽，气喘，胸痛；②咽喉肿痛；③积食。

22. 天突 图4、5

定位：在颈前区，胸骨上窝中央，前正中线上。

主治：①咳嗽、哮喘、胸痛、咽喉肿痛、暴喑等肺系病证；②瘿气、梅核气、噎膈等气机不畅病证。

23. 廉泉 图 4

定位：在颈前区，喉结上方，舌骨上缘凹陷中，前正中线上。

主治：中风失语、暴喑、吞咽困难、舌缓流涎、舌下肿痛、口舌生疮、喉痹等咽喉口舌病证。

24. 承浆 图 1

定位：在面部，颏唇沟的正中凹陷处。

主治：①口歪、齿龈肿痛、流涎等口部病证；②暴喑，癫狂。

十五、经外奇穴

（一）头颈部穴

1. 四神聪 图 3

定位：在头顶部，百会前后左右各旁开 1 寸，共 4 穴。

主治：头痛，眩晕，失眠，健忘，癫痫。

2. 当阳 图 3

定位：在头部，瞳孔直上，前发际上 1 寸。

主治：头痛，眩晕，目赤肿痛。

3. 鱼腰 图 1

定位：在头部，瞳孔直上，眉毛中。

主治：目赤肿痛，目翳，眼睑下垂，眼睑𥄂动，眉棱骨痛。

4. 太阳 图 2

定位：在头部，眉梢与目外眦之间，向后约一横指的凹陷中。

主治：头痛，目疾，齿痛，面痛。

5. 耳尖 图 2

定位：在耳区，在外耳轮的最高点。

主治：目赤肿痛，目翳，麦粒肿，咽喉肿痛。

6. 球后 图 1

定位：在面部，眶下缘外 1/4 与内 3/4 交界处。

主治：目疾。

7. 上迎香 图 1

定位：在面部，鼻翼软骨与鼻甲的交界处，近鼻唇沟上端处。

主治：鼻塞，鼻渊，目赤肿痛，迎风流泪，头痛。

8. 聚泉 图 1

定位：在口腔内，舌背正中缝的中点处。

主治：①舌强，舌缓，食不知味；②消渴，气喘。

9. 海泉 图 1

定位：在口腔内，舌下系带中点处。

主治：①舌体肿胀，舌缓不收；②消渴。

10. 金津 图 1

定位：在口腔内，舌下系带左侧的静脉上。

主治：①舌强不语，舌肿，口疮；②呕吐，消渴。

11. 玉液 图 1

定位：在口腔内，舌下系带右侧的静脉上。

主治：①舌强不语，舌肿，口疮；②呕吐，消渴。

12. 翳明 图 2、3、4

定位：在颈部，翳风穴后 1 寸。

主治：目疾，耳鸣，失眠，头痛。

13. 颈百劳 图 4

定位：在颈部，第 7 颈椎棘突直上 2 寸，后正中线旁开 1 寸。

主治：①颈项强痛；②咳嗽，气喘，骨蒸潮热，盗汗。

14. 夹承浆 * 图 1

定位：在面部，承浆穴旁开 1 寸。

主治：口喎，齿龈肿痛。

15. 牵正 * 图 2

定位：在面颊部，耳垂前 0.5 ~ 1 寸处。

主治：口喎，口疮。

16. 安眠 * 图 2、4

定位：在项部，当翳风与风池连线的中点。

主治：①失眠，头痛，眩晕；②心悸；③癫狂。

（二）胸腹部穴

1. 子宫　图7

定位：在下腹部，脐中下4寸，前正中线旁开3寸。

主治：子宫脱垂，不孕，痛经，崩漏，月经不调。

（三）背部穴

1. 定喘　图9

定位：在脊柱区，横平第7颈椎棘突下，后正中线旁开0.5寸。

主治：①哮喘，咳嗽；②落枕，肩背痛，上肢疼痛不举。

2. 夹脊　图9、10

定位：在脊柱区，第1胸椎至第5腰椎棘突下两侧，后正中线旁开0.5寸，一侧17个穴位。

主治：①胸1～5夹脊：心肺、胸部及上肢疾病；②胸6～12夹脊：胃肠、脾、肝胆病；③腰1～5夹脊：下肢疼痛，腰、骶、小腹部疾病。

3. 胃脘下俞　图9

定位：在脊柱区，横平第8胸椎棘突下，后正中线旁开1.5寸。

主治：①胃痛，腹痛，胸胁痛；②消渴，胰腺炎。

4. 痞根　图10

定位：在腰区，当第1腰椎棘突下，旁开3.5寸。

主治：①腰痛；②痞块，癥瘕。

5. 下极俞　图10

定位：在腰区，第3椎腰棘突下。

主治：①腰痛；②小便不利，遗尿。

6. 腰宜　图10

定位：在腰区，横平第4腰椎棘突下，后正中线旁开约3寸。

主治：腰部软组织损伤，腰痛，腰部肌痉挛。

7. 腰眼 图 10

定位：在腰区，横平第 4 腰椎棘突下，后正中线旁开约 3.5 寸凹陷中。

主治：①腰痛；②尿频，月经不调，带下。

8. 十七椎 图 10

定位：在腰区，第 5 腰椎棘突下凹陷中。

主治：①腰骶痛；②痛经，崩漏，月经不调，遗尿。

9. 腰奇 图 10

定位：在骶区，尾骨端直上 2 寸，骶角之间凹陷中。

主治：①便秘；②癫痫，失眠，头痛。

（四）上肢穴

1. 肘尖 图 11、12、14、15

定位：在肘后区，尺骨鹰嘴的尖端。

主治：痈疽，疔疮，瘰疬。

2. 二白 图 13

定位：在前臂前区，腕掌侧远端横纹上 4 寸，桡侧腕屈肌腱两侧，一肢 2 穴。

主治：①痔疮，脱肛；②前臂痛，胸胁痛。

3. 中泉 图 14、16

定位：在前臂后区，腕背侧远端横纹上，指总伸肌腱桡侧的凹陷中。

主治：①胸胁胀满，咳嗽，气喘，心痛；②胃脘疼痛；③掌中热。

4. 中魁 图 16

定位：在手指，中指背面，近侧指间关节的中点处。

主治：①牙痛，鼻出血；②噎膈，反胃，呕吐。

5. 大骨空 图 16

定位：在手指，拇指背面，指间关节的中点处。

主治：①目痛，目翳；②吐血，衄血。

6. 小骨空　图16

定位：在手指，小指背面，近侧指间关节的中点处。

主治：①目赤肿痛，目翳；②咽喉肿痛。

7. 腰痛点　图16

定位：在手背，当第2、3掌骨间及第4、5掌骨间，在腕背侧远端横纹与掌指关节中点处，一手2穴。

主治：急性腰扭伤。

8. 外劳宫　图16

定位：在手背，第2、3掌骨间，掌指关节后约0.5寸（指寸）凹陷中。

主治：①落枕；②手指麻木，手指屈伸不利。

9. 八邪　图16

定位：在手背，第1～5指间，指蹼缘后方赤白肉际处，左右共8穴。

主治：①落枕；②手指麻木，手指屈伸不利。

10. 四缝　图16

定位：在手指，在第2～5指掌面的近侧指间关节横纹的中央，一手4穴。

主治：①烦热，目痛；②毒蛇咬伤，手背肿痛，手指麻木。

11. 十宣　图16

定位：在手指，十指尖端，距指甲游离缘0.1寸，左右共10穴。

主治：①昏迷，高热，晕厥，中暑，癫痫；②咽喉肿痛。

12. 肩前　图11

定位：在肩部，正坐垂臂，当腋前皱襞顶端与肩髃连线的中点。

主治：肩臂痛，臂不能举。

（五）下肢穴

1. 髋骨 图 18

定位：在股前区，梁丘两旁各 1.5 寸，一肢 2 穴。

主治：膝关节肿痛，下肢痿痹。

2. 鹤顶 图 18

定位：在膝前区，髌底中点的上方凹陷中。

主治：①膝关节酸痛，腿足无力；②鹤膝风。

3. 百虫窝 图 18、19

定位：在股前区，髌底内侧端上 3 寸，即血海穴上 1 寸。

主治：①皮肤瘙痒，风疹，湿疹，疮疡；②蛔虫病。

4. 内膝眼 图 20

定位：在膝部，髌韧带内侧凹陷处的中央。与犊鼻内外相对。

主治：膝肿痛。

5. 胆囊 图 22

定位：在小腿外侧，腓骨小头直下 2 寸。

主治：急、慢性胆囊炎，胆石症，胆绞痛，胆道蛔虫症。

6. 阑尾 图 20

定位：在小腿外侧，髌韧带外侧凹陷下 5 寸，胫骨前嵴外一横指（中指）。

主治：急、慢性阑尾炎。

7. 内踝尖 图 22、23

定位：在踝区，内踝的最凸起处。

主治：①乳蛾，齿痛，小儿不语；②霍乱转筋。

8. 外踝尖 图 21、22、23

定位：在踝区，外踝的最凸起处。

主治：①十趾拘急，脚外廉转筋，脚气；②齿痛，重舌。

9. 八风 图 24

定位：在足背，第 1~5 趾间，趾蹼缘后方赤白肉际处，左右共 8 穴。

主治：趾痛，毒蛇咬伤，足跗肿痛，脚气。

10. 独阴　图 24

定位：在足底，第 2 趾的远端趾间关节横纹的中点。

主治：①胸胁痛，卒心痛，呕吐；②胞衣不下，月经不调，疝气。

11. 气端　图 24

定位：在足趾，十趾端的中央，距趾甲游离缘 0.1 寸（指寸），左右共 10 穴。

主治：①足趾麻木，足背红肿疼痛；②卒中。

＊国家标准 GB/T 12346—2006《腧穴名称与定位》中未收录的经外奇穴。

第三部分　穴位索引

A

穴　名	图	定位与主治
安眠	2、**4**	72

B

穴　名	图	定位与主治
八风	24	76
八邪	16	75
白环俞	10	44
百虫窝	**18**、19	76
百会	3	66
胞肓	10	46
本神	1	57
髀关	18	32
臂臑	12	28
秉风	9	40
步廊	5	51
不容	6	31

C

穴　名	图	定位与主治
长强	10	64

注：当某个穴位出现在两张以上穴位图上时，将可以比较清晰显示该穴定位的穴位图页码标为黑体字；若各图之间差别不明显，则不作标识。

穴　名	图	定位与主治
承扶	18	45
承光	3	41
承浆	1	71
承筋	21	47
承灵	3	58
承满	6	31
承泣	1	29
承山	21	47
尺泽	11、**13**	25
瘈脉	**2**、3	55
冲门	**7**、18	36
冲阳	24	34
次髎	10	44
攒竹	1	41

D

穴　名	图	定位与主治
大包	8	37
大肠俞	10	43
大都	23	35
大敦	24	62
大骨空	16	74
大赫	7	50
大横	6、7	36
大巨	7	32
大陵	**13**、16	53
大迎	1、**2**	29
大钟	23	49
大杼	9	42
大椎	4、**9**	65

穴　名	图	定位与主治
带脉	6、7、8	59
胆囊	22	76
胆俞	9	43
膻中	5	70
当阳	3	71
地仓	**1**、2	29
地机	20、**22**	35
地五会	23、**24**	61
定喘	9	73
督俞	9	42
犊鼻	20	33
独阴	24	77
兑端	1	67

E

穴　名	图	定位与主治
耳和髎	2	56
耳尖	2	71
耳门	2	56
二白	13	74
二间	16、**17**	27

F

穴　名	图	定位与主治
飞扬	**21**、22	47
肺俞	9	42
丰隆	20	34
风池	2、**3**、4	58
风府	**3**、4	66
风门	9	42
风市	19	60

穴　名	图	定位与主治
跗阳	**21**、22	47
伏兔	18	33
扶突	4	29
浮白	**2**、3	57
浮郄	18	45
府舍	7	36
附分	9	45
复溜	22	49
腹哀	6	36
腹结	7	36
腹通谷	6	51

G

穴　名	图	定位与主治
肝俞	9	43
膏肓	9	45
膈关	9	46
膈俞	9	42
公孙	23	35
关冲	16	53
关门	6	31
关元	7	68
关元俞	10	43
光明	22	61
归来	7	32

H

穴　名	图	定位与主治
海泉	1	72

穴　名	图	定位与主治
颔厌	2	56
合谷	16、**17**	27
合阳	21	47
鹤顶	18	76
横骨	**7**、18	50
后顶	3	66
后溪	16、**17**	39
华盖	5	70
滑肉门	6	32
环跳	**10**、18、19	60
肓门	10	46
肓俞	6、7	50
会阳	**10**、18	45
会阴	7	68
会宗	14	54
魂门	9	46

J

穴　名	图	定位与主治
箕门	**18**、19	36
急脉	7、18	63
极泉	12	37
脊中	9	64
颊车	2	30
夹承浆	1	72
夹脊	9、10	73
间使	13	52
肩井	9	59
肩髎	**9**、12	55
肩前	11	75
肩外俞	9	40
肩髃	11、**12**	28

穴　名	图	定位与主治
肩贞	9	39
肩中俞	9	40
建里	6	69
交信	22	49
角孙	**2**、3	56
解溪	20、**24**	34
金津	1	72
金门	23	48
筋缩	9	65
京骨	23	48
京门	**8**、10	59
睛明	1	41
经渠	13	26
颈百劳	4	72
鸠尾	6	70
居髎	10	60
巨骨	9	28
巨髎	1	29
巨阙	6	70
聚泉	1	72
厥阴俞	9	42

K

穴　名	图	定位与主治
孔最	13	25
口禾髎	1	29
库房	**5**、8	31
髋骨	18	76
昆仑	21、22、**23**	47

L

穴　名	图	定位与主治
阑尾	20	76
劳宫	16	53
蠡沟	20、**22**	63
厉兑	24	34
廉泉	4	71
梁门	6	31
梁丘	18	33
列缺	13	26
灵道	13	37
灵台	9	65
灵墟	5	51
漏谷	20、**22**	35
颅息	**2**、3	55
络却	3	41

M

穴　名	图	定位与主治
眉冲	**1**、3	41
命门	10	64
目窗	3	58

N

穴　名	图	定位与主治
脑户	3	66
脑空	2、**3**	58
臑会	11	55
臑俞	9	39

穴　名	图	定位与主治
内关	13	52
内踝尖	22、**23**	76
内庭	24	34
内膝眼	20	76

P

穴　名	图	定位与主治
膀胱俞	10	44
脾俞	9	43
痞根	10	73
偏历	14、**15**	27
魄户	9	45
仆参	23	47

Q

穴　名	图	定位与主治
期门	**6**、8	64
气端	24	77
气冲	**7**、18	32
气海	7	68
气海俞	10	43
气户	5	30
气舍	**4**、5	30
气穴	7	50
牵正	2	72
前顶	3	66
前谷	16、**17**	39
强间	3	66
青灵	11	37

穴　名	图	定位与主治
清泠渊	**11**、12	55
丘墟	22、**23**	61
球后	1	71
曲鬓	2	57
曲差	**1**、3	41
曲池	11、**12**、14、15	28
曲骨	**7**、18	68
曲泉	**19**、22	63
曲垣	9	40
曲泽	11、**13**、15	52
颧髎	**1**、2	40
缺盆	**4**、5	30

R

穴　名	图	定位与主治
然谷	23	48
人迎	4	30
日月	**6**、8	59
乳根	**5**、8	31
乳中	**5**、8	31

S

穴　名	图	定位与主治
三间	16、**17**	27
三焦俞	10	43
三阳络	14	54
三阴交	20、**22**	35
商丘	20、22、**23**	35
商曲	6	50

穴　名	图	定位与主治
商阳	16、**17**	26
上关	2	56
上巨虚	20	33
上廉	14、**15**	27
上髎	10	44
上脘	6	69
上星	3	67
上迎香	1	72
少冲	16	38
少府	16	38
少海	11、13、**15**	37
少商	16	26
少泽	16、**17**	38
申脉	23	47
身柱	9	65
神藏	5	51
神道	9	65
神封	5	51
神门	13、16	38
神阙	6、7	69
神堂	9	45
神庭	**1**、3	67
肾俞	10	43
十七椎	10	74
十宣	16	75
石关	6	50
石门	7	68
食窦	5、**8**	36
手三里	14、**15**	28
手五里	11、**12**	28

穴　名	图	定位与主治
俞府	5	52
束骨	23	48
率谷	2	57
水道	7	32
水分	6	69
水沟	1	67
水泉	23	49
水突	4	30
丝竹空	1、**2**	56
四白	1	29
四渎	14	54
四缝	16	75
四满	7	50
四神聪	3	71
素髎	1	67

T

穴　名	图	定位与主治
太白	23	35
太冲	24	62
太溪	22、**23**	49
太阳	2	71
太乙	6	31
太渊	**13**、16	26
陶道	9	65
天池	5、**8**	52
天冲	**2**、3	57
天窗	4	40
天鼎	4	28
天府	**11**、12	25

穴　名	图	定位与主治
天井	**11**、12、14	54
天髎	9	55
天泉	11	52
天容	2、**4**	40
天枢	6、7	32
天突	4、**5**	70
天溪	5、**8**	37
天牖	2、3、**4**	55
天柱	**3**、4	42
天宗	9	40
条口	20	33
听宫	2	40
听会	2	56
通里	13	38
通天	3	41
瞳子髎	1、**2**	56
头临泣	**1**、3	58
头窍阴	**2**、3	57
头维	**1**、2	30

W

穴　名	图	定位与主治
外关	14	54
外踝尖	21、22、**23**	76
外劳宫	16	75
外陵	7	32
外丘	22	60
完骨	**2**、3、4	57
腕骨	15、16、**17**	39
维道	**7**、10	59

穴　名	图	定位与主治
委阳	18、**21**	45
委中	18、**21**	45
胃仓	9	46
胃俞	9	43
胃脘下俞	9	73
温溜	14、**15**	27
屋翳	**5**、8	31
五处	3	41
五枢	**7**、10	59

X

穴　名	图	定位与主治
膝关	22	63
膝阳关	19	60
郄门	13	52
侠白	**11**、12	25
侠溪	23、**24**	61
下关	2	30
下极俞	10	73
下巨虚	20	33
下廉	14、**15**	27
下髎	10	44
下脘	6	69
陷谷	24	34
消泺	**11**、12	55
小肠俞	10	44
小骨空	16	75
小海	11、14、**15**	39
心俞	9	42
囟会	3	66

穴　名	图	定位与主治
行间	24	62
胸乡	5、**8**	37
璇玑	5	70
悬厘	2	57
悬颅	2	57
悬枢	10	64
悬钟	21、**22**	61
血海	**18**、19	36

Y

穴　名	图	定位与主治
哑门	**3**、4	66
阳白	1	58
阳池	**14**、16	54
阳辅	22	61
阳纲	9	46
阳谷	14、15、16、**17**	39
阳交	21、**22**	60
阳陵泉	22	60
阳溪	14、15、16、**17**	27
养老	**14**、15	39
腰奇	10	74
腰俞	10	64
腰痛点	16	75
腰眼	10	74
腰阳关	10	64
腰宜	10	73
液门	16	53
意舍	9	46
翳风	**2**、3、4	55

穴　名	图	定位与主治
翳明	**2**、3、4	72
譩譆	9	46
阴包	18、**19**	63
阴都	6	51
阴谷	19、21、**22**	50
阴交	7	69
阴廉	18	63
阴陵泉	20、**22**	36
阴市	18	33
阴郄	13	38
殷门	18	45
龈交	1	67
隐白	**23**、24	34
印堂	1	67
膺窗	**5**、8	31
迎香	1	29
涌泉	24	48
幽门	6	51
鱼际	16	26
鱼腰	1	71
玉堂	5	70
玉液	1	72
玉枕	3	41
彧中	5	51
渊腋	8	59
云门	5	25

Z

穴　名	图	定位与主治
章门	8	63

穴　名	图	定位与主治
照海	23	49
辄筋	8	59
正营	3	58
支沟	14	54
支正	14、**15**	39
至阳	9	65
至阴	**23**、24	48
志室	10	46
秩边	10	47
中冲	16	53
中都	20、**22**	63
中渎	19	60
中封	20、22、**23**、24	62
中府	**5**、8	25
中极	7	68
中魁	16	74
中髎	10	44
中膂俞	10	44
中泉	**14**、16	74
中枢	9	65
中庭	5、**6**	70
中脘	6	69
中渚	16	53
中注	7	50
周荣	5、**8**	37
肘尖	11、12、**14**、15	74
肘髎	11、**12**	28
筑宾	22	49
子宫	7	73
紫宫	5	70

穴　名	图	定位与主治
足临泣	23、**24**	61
足窍阴	23、**24**	62
足三里	20	33
足通谷	23	48
足五里	18	63

第四部分　120 种常见病针灸快速取穴

病名	针灸治疗取穴
感冒	风池$_{58}^{3}$　太阳$_{71}^{2}$　列缺$_{26}^{13}$　合谷$_{27}^{17}$　大椎$_{65}^{9}$　迎香$_{29}^{1}$　上迎香$_{72}^{1}$
咳嗽	肺俞$_{42}^{9}$　中府$_{25}^{5}$　列缺$_{26}^{13}$　合谷$_{27}^{17}$　太渊^{13}
支气管哮喘	肺俞$_{42}^{9}$　中府$_{25}^{5}$　膻中$_{70}^{5}$　天突$_{70}^{5}$　定喘$_{73}^{9}$　列缺$_{26}^{13}$　尺泽$_{25}^{13}$　孔最$_{25}^{13}$　丰隆$_{34}^{20}$
胃炎	中脘$_{69}^{6}$　足三里$_{33}^{20}$　内关$_{52}^{13}$　公孙$_{35}^{23}$
呕吐	中脘$_{69}^{6}$　足三里$_{33}^{20}$　内关$_{52}^{13}$
呃逆	中脘$_{69}^{6}$　膈俞$_{42}^{9}$　膻中$_{70}^{5}$　足三里$_{33}^{20}$　内关$_{52}^{13}$
胃十二指肠溃疡	中脘$_{69}^{6}$　足三里$_{33}^{20}$　内关$_{52}^{13}$　公孙$_{35}^{23}$　脾俞$_{43}^{9}$　胃俞$_{43}^{9}$
胃下垂	中脘$_{69}^{6}$　气海$_{68}^{7}$　足三里$_{33}^{20}$　百会$_{66}^{3}$　脾俞$_{43}^{9}$　胃俞$_{43}^{9}$
溃疡性结肠炎	天枢$_{32}^{6}$　气海$_{68}^{7}$　上巨虚$_{33}^{20}$　阴陵泉$_{36}^{22}$
泄泻	天枢$_{32}^{6}$　上巨虚$_{33}^{20}$　阴陵泉$_{36}^{22}$
痢疾	天枢$_{32}^{6}$　气海$_{68}^{7}$　上巨虚$_{33}^{20}$　合谷$_{27}^{17}$
便秘	天枢$_{32}^{6}$　水道$_{32}^{7}$　归来$_{32}^{7}$　支沟$_{54}^{14}$　上巨虚$_{33}^{20}$
脱肛	长强$_{64}^{10}$　大肠俞$_{43}^{10}$　百会$_{66}^{3}$　承山$_{47}^{21}$
泌尿系感染	中极$_{68}^{7}$　气海$_{68}^{7}$　三阴交$_{35}^{22}$　阴陵泉$_{36}^{22}$　行间$_{62}^{24}$

注：穴名右上角数字为该穴位主图所在页码，右下角数字为该穴文字所在页码。

病名	针灸治疗取穴
前列腺炎	中极$_{68}^{7}$　关元$_{68}^{7}$　三阴交$_{35}^{22}$　阴陵泉$_{36}^{22}$　秩边$_{47}^{10}$
阳痿	关元$_{68}^{7}$　肾俞$_{43}^{10}$　三阴交$_{35}^{22}$
遗精	关元$_{68}^{7}$　志室$_{46}^{10}$　三阴交$_{35}^{22}$
尿潴留	中极$_{68}^{7}$　关元$_{68}^{7}$　气海$_{68}^{7}$　膀胱俞$_{44}^{10}$　三阴交$_{35}^{22}$　阴陵泉$_{36}^{22}$
尿失禁	中极$_{68}^{7}$　三阴交$_{35}^{22}$　肾俞$_{43}^{10}$　膀胱俞$_{44}^{10}$
糖尿病	胃脘下俞$_{73}^{9}$　肺俞$_{42}^{9}$　脾俞$_{43}^{9}$　肾俞$_{43}^{10}$　三阴交$_{35}^{22}$　太溪$_{49}^{23}$
甲状腺功能亢进	天突$_{70}^{5}$　膻中$_{70}^{5}$　合谷$_{27}^{17}$　足三里$_{33}^{20}$　三阴交$_{35}^{22}$　丰隆$_{34}^{20}$
冠心病	膻中$_{70}^{5}$　巨阙$_{70}^{6}$　心俞$_{42}^{9}$　厥阴俞$_{42}^{9}$　内关$_{52}^{13}$　神门$_{38}^{13}$　丰隆$_{34}^{20}$　阴陵泉$_{36}^{22}$
心血管神经官能症	百会$_{66}^{3}$　膻中$_{70}^{5}$　巨阙$_{70}^{6}$　心俞$_{42}^{9}$　厥阴俞$_{42}^{9}$　内关$_{52}^{13}$　神门$_{38}^{13}$　合谷$_{27}^{17}$　太冲$_{62}^{24}$
心悸	膻中$_{70}^{5}$　巨阙$_{70}^{6}$　心俞$_{42}^{9}$　厥阴俞$_{42}^{9}$　内关$_{52}^{13}$　通里$_{38}^{13}$　神门$_{38}^{13}$
高血压病	百会$_{66}^{3}$　曲池$_{28}^{12}$　太冲$_{62}^{24}$　三阴交$_{35}^{22}$
脑动脉硬化症	百会$_{66}^{3}$　头维$_{30}^{1}$　风池$_{58}^{3}$　悬钟$_{61}^{22}$　三阴交$_{35}^{22}$　丰隆$_{34}^{20}$
痴呆	百会$_{66}^{3}$　四神聪$_{71}^{3}$　印堂$_{67}^{1}$　神庭$_{67}^{1}$　太溪$_{49}^{23}$　大钟$_{49}^{23}$　悬钟$_{61}^{22}$　足三里$_{33}^{20}$
中风偏瘫	水沟$_{67}^{1}$　内关$_{52}^{13}$　三阴交$_{35}^{22}$　极泉$_{25}^{12}$　尺泽$_{25}^{13}$　委中$_{45}^{21}$
假性延髓性麻痹	天突$_{70}^{5}$　廉泉$_{71}^{4}$　翳风$_{55}^{2}$　完骨$_{57}^{2}$　风池$_{58}^{3}$　哑门$_{66}^{3}$　通里$_{38}^{13}$　照海$_{49}^{23}$

病名	针灸治疗取穴
头痛	印堂$^1_{67}$　太阳$^2_{71}$　百会$^3_{66}$　风池$^3_{58}$　合谷$^{17}_{27}$　外关$^{14}_{54}$
眩晕	百会$^3_{66}$　头维$^1_{30}$　太阳$^2_{71}$　风池$^3_{58}$　悬钟$^{22}_{61}$
癫痫	水沟$^1_{67}$　百会$^3_{66}$　后溪$^{17}_{39}$　涌泉$^{24}_{48}$　鸠尾$^6_{70}$　长强$^{10}_{64}$　筋缩$^9_{65}$　阳陵泉$^{22}_{60}$
脑震荡	
精神分裂症	印堂$^1_{67}$　大椎$^9_{65}$　风池$^3_{58}$　膻中$^5_{70}$　神门$^{13}_{38}$　劳宫$^{16}_{53}$　大陵$^{13}_{53}$　中冲$^{16}_{53}$　丰隆$^{20}_{34}$　太冲$^{24}_{62}$
神经官能症、癔症、焦虑症	水沟$^1_{67}$　内关$^{13}_{52}$　神门$^{13}_{38}$　太冲$^{24}_{62}$
神经衰弱	印堂$^1_{67}$　四神聪$^3_{71}$　安眠$^4_{72}$　百会$^3_{66}$　神门$^{13}_{38}$　三阴交$^{22}_{35}$　照海$^{23}_{49}$　申脉$^{23}_{47}$
震颤	百会$^3_{66}$　四神聪$^3_{71}$　风池$^3_{58}$　合谷$^{17}_{27}$　太冲$^{24}_{62}$　阳陵泉$^{22}_{60}$
舞蹈病	百会$^3_{66}$　四神聪$^3_{71}$　神庭$^1_{67}$　风池$^3_{58}$　合谷$^{17}_{27}$　太冲$^{24}_{62}$
三叉神经痛	攒竹$^1_{41}$　阳白$^5_{58}$　鱼腰$^1_{71}$　丝竹空$^2_{56}$　四白$^1_{29}$　颧髎$^1_{40}$　下关$^1_{30}$　夹承浆$^1_{71}$　翳风$^5_{55}$　颊车$^1_{30}$　合谷$^{17}_{27}$　外关$^{14}_{54}$
面神经炎	攒竹$^1_{41}$　鱼腰$^1_{71}$　阳白$^1_{58}$　四白$^1_{29}$　颧髎$^1_{40}$　颊车$^2_{30}$　地仓$^1_{29}$　翳风$^2_{55}$　合谷$^{17}_{27}$　内庭$^{24}_{34}$　太冲$^{24}_{62}$
面肌痉挛	翳风$^2_{55}$　攒竹$^1_{41}$　太阳$^2_{71}$　颧髎$^1_{40}$　合谷$^{17}_{27}$　太冲$^{24}_{62}$
股外侧皮神经炎	阿是穴　风市$^{19}_{60}$　血海$^{18}_{36}$　伏兔$^{18}_{33}$　环跳$^{10}_{60}$
脑损伤后综合征	百会$^3_{66}$　四神聪$^3_{71}$　风池$^3_{58}$　血海$^{18}_{36}$　三阴交$^{22}_{35}$　悬钟$^{22}_{61}$
乳腺增生病	膻中$^5_{70}$　乳根$^5_{31}$　屋翳$^5_{31}$　期门$^6_{64}$　太冲$^{24}_{62}$　丰隆$^{20}_{34}$

病名	针灸治疗取穴
急性阑尾炎	天枢$_{32}^{6}$ 阿是穴 上巨虚$_{33}^{20}$ 阑尾$_{76}^{20}$
泌尿系结石	中极$_{68}^{7}$ 气海$_{68}^{7}$ 三阴交$_{35}^{22}$ 水泉$_{49}^{23}$
前列腺肥大	中极$_{68}^{7}$ 关元$_{68}^{7}$ 三阴交$_{35}^{22}$ 秩边$_{47}^{10}$ 阴陵泉$_{36}^{22}$
痔疮	次髎$_{44}^{10}$ 长强$_{64}^{10}$ 承山$_{47}^{21}$ 二白$_{74}^{13}$
月经不调	关元$_{68}^{7}$ 气海$_{68}^{7}$ 血海$_{36}^{18}$ 三阴交$_{35}^{22}$
痛经	中极$_{68}^{7}$ 气海$_{68}^{7}$ 关元$_{68}^{7}$ 次髎$_{44}^{10}$ 地机$_{35}^{22}$ 三阴交$_{35}^{22}$
闭经	关元$_{68}^{7}$ 归来$_{32}^{7}$ 中极$_{68}^{7}$ 足三里$_{33}^{20}$ 三阴交$_{35}^{22}$
功能性子宫出血	关元$_{68}^{7}$ 公孙$_{35}^{23}$ 三阴交$_{35}^{22}$ 隐白$_{34}^{23}$ 膈俞$_{42}^{9}$
盆腔炎	中极$_{68}^{7}$ 关元$_{68}^{7}$ 归来$_{32}^{7}$ 三阴交$_{35}^{22}$ 行间$_{62}^{24}$
带下	带脉$_{59}^{8}$ 中极$_{68}^{7}$ 关元$_{68}^{7}$ 白环俞$_{44}^{10}$ 三阴交$_{35}^{22}$
外阴瘙痒症	中极$_{68}^{7}$ 三阴交$_{35}^{22}$ 太冲$_{62}^{24}$ 大敦$_{62}^{24}$ 蠡沟$_{63}^{22}$
子宫脱垂	气海$_{68}^{7}$ 关元$_{68}^{7}$ 三阴交$_{35}^{22}$ 百会$_{66}^{3}$ 维道$_{59}^{7}$
经前紧张症	百会$_{66}^{3}$ 神门$_{38}^{13}$ 太冲$_{62}^{24}$ 三阴交$_{35}^{22}$
更年期综合征	关元$_{68}^{7}$ 肾俞$_{43}^{10}$ 三阴交$_{35}^{22}$ 太溪$_{49}^{23}$
产后缺乳	乳根$_{31}^{5}$ 膻中$_{70}^{5}$ 少泽$_{38}^{17}$ 足三里$_{33}^{20}$
小儿厌食	中脘$_{69}^{6}$ 足三里$_{33}^{20}$ 四缝$_{75}^{16}$
小儿惊厥	水沟$_{67}^{1}$ 印堂$_{67}^{1}$ 合谷$_{27}^{17}$ 太冲$_{62}^{24}$
小儿腹泻	天枢$_{32}^{6}$ 上巨虚$_{33}^{20}$ 阴陵泉$_{36}^{22}$
小儿遗尿症	关元$_{68}^{7}$ 中极$_{68}^{7}$ 膀胱俞$_{44}^{10}$ 三阴交$_{35}^{22}$
脑性瘫痪	百会$_{66}^{3}$ 四神聪$_{71}^{3}$ 悬钟$_{61}^{22}$ 足三里$_{33}^{20}$ 合谷$_{27}^{17}$ 夹脊$_{73}^{9、10}$

病名	针灸治疗取穴
儿童多动综合征	四神聪$^{3}_{71}$　神门$^{13}_{38}$　内关$^{13}_{52}$　三阴交$^{22}_{35}$　太溪$^{23}_{49}$　太冲$^{24}_{62}$
智能迟缓	百会$^{3}_{66}$　四神聪$^{3}_{71}$　印堂$^{1}_{67}$　神庭$^{1}_{67}$　太溪$^{23}_{49}$　悬钟$^{22}_{61}$　足三里$^{20}_{33}$
流行性腮腺炎	翳风$^{2}_{55}$　颊车$^{2}_{30}$　外关$^{14}_{54}$　合谷$^{17}_{27}$　关冲$^{16}_{53}$
落枕	阿是穴　肩井$^{9}_{59}$　外劳宫$^{16}_{75}$　后溪$^{17}_{39}$　悬钟$^{22}_{61}$
颈椎病	颈椎夹脊$^{9}_{73}$　天柱$^{3}_{42}$　大椎$^{9}_{65}$　后溪$^{17}_{39}$
胸部闪挫伤	阿是穴　支沟$^{14}_{54}$　阳陵泉$^{22}_{60}$
胸椎小关节错缝	阿是穴　支沟$^{14}_{54}$　阳陵泉$^{22}_{60}$
背肌筋膜炎	阿是穴　委中$^{21}_{45}$
急性腰扭伤	阿是穴　大肠俞$^{10}_{43}$　气海俞$^{10}_{43}$　委中$^{21}_{45}$
腰部劳损	肾俞$^{10}_{43}$　大肠俞$^{10}_{43}$　腰阳关$^{10}_{64}$　阿是穴　委中$^{21}_{45}$
腰椎间盘突出症	腰椎夹脊$^{10}_{73}$　秩边$^{10}_{47}$　环跳$^{10}_{60}$　承扶$^{18}_{45}$　殷门$^{18}_{45}$　委中$^{21}_{45}$　承山$^{21}_{47}$　昆仑$^{23}_{47}$　阳陵泉$^{22}_{60}$　悬钟$^{22}_{61}$　足临泣$^{24}_{61}$
腰椎骨质增生	肾俞$^{10}_{43}$　气海俞$^{10}_{43}$　大肠俞$^{10}_{43}$　腰阳关$^{10}_{64}$　委中$^{21}_{45}$
骶髂关节扭挫伤	腰阳关$^{10}_{64}$　次髎$^{10}_{44}$　秩边$^{10}_{47}$　委中$^{21}_{45}$
尾骨痛	腰俞$^{10}_{64}$　长强$^{10}_{64}$　委中$^{21}_{45}$　后溪$^{17}_{39}$
强直性脊柱炎	大椎$^{9}_{65}$　至阳$^{9}_{65}$　腰阳关$^{10}_{64}$　相应节段夹脊$^{9,10}_{73}$　后溪$^{17}_{39}$　申脉$^{23}_{47}$　肾俞$^{10}_{43}$　关元$^{7}_{68}$
肩关节周围炎	肩髃$^{12}_{28}$　肩髎$^{9}_{55}$　肩贞$^{9}_{39}$　肩前$^{11}_{75}$　阿是穴　列缺$^{13}_{26}$　合谷$^{17}_{27}$　外关$^{14}_{54}$　条口$^{20}_{33}$　阳陵泉$^{22}_{60}$
肱骨外上髁炎	曲池$^{12}_{28}$　肘髎$^{12}_{28}$　手三里$^{15}_{28}$　手五里$^{12}_{28}$　阿是穴　合谷$^{17}_{27}$　外关$^{14}_{54}$

病名	针灸治疗取穴
尺神经损伤	小海$^{15}_{39}$ 支正$^{15}_{39}$ 腕骨$^{17}_{39}$ 后溪$^{17}_{39}$ 中渚$^{16}_{53}$
腕关节扭挫伤	阳溪$^{17}_{27}$ 阳池$^{14}_{54}$ 阳谷$^{17}_{39}$ 外关$^{14}_{54}$ 曲池$^{12}_{28}$
腕管综合征	内关$^{13}_{52}$ 大陵$^{13}_{53}$ 八邪$^{16}_{75}$
坐骨神经痛	腰椎夹脊$^{10}_{73}$ 秩边$^{10}_{47}$ 环跳$^{10}_{60}$ 承扶$^{18}_{45}$ 殷门$^{18}_{45}$ 委中$^{21}_{45}$ 承山$^{21}_{47}$ 昆仑$^{23}_{47}$ 阳陵泉$^{22}_{60}$ 悬钟$^{22}_{61}$ 足临泣$^{24}_{61}$
梨状肌综合征	秩边$^{10}_{47}$ 环跳$^{10}_{60}$ 承扶$^{18}_{45}$ 殷门$^{18}_{45}$ 委中$^{21}_{45}$ 承山$^{21}_{47}$ 昆仑$^{23}_{47}$ 阳陵泉$^{22}_{60}$ 悬钟$^{22}_{61}$ 足临泣$^{24}_{61}$
臀上皮神经损伤	阿是穴 环跳$^{10}_{60}$ 委中$^{21}_{45}$
膝关节韧带损伤	内侧损伤：阿是穴 血海$^{18}_{36}$ 阴陵泉$^{22}_{36}$ 商丘$^{23}_{35}$ 外侧损伤：阿是穴 膝阳关$^{19}_{60}$ 阳陵泉$^{22}_{60}$ 悬钟$^{22}_{61}$ 丘墟$^{23}_{61}$
膝关节骨性关节炎	阿是穴 血海$^{18}_{36}$ 阴陵泉$^{22}_{36}$ 膝阳关$^{19}_{60}$ 阳陵泉$^{22}_{60}$ 商丘$^{23}_{35}$ 丘墟$^{23}_{61}$ 肾俞$^{10}_{43}$ 关元$^{7}_{68}$
髌骨软骨软化症	内膝眼$^{20}_{76}$ 鹤顶$^{18}_{76}$ 伏兔$^{18}_{33}$ 肾俞$^{10}_{43}$ 关元$^{7}_{68}$ 犊鼻$^{20}_{33}$
腓总神经损伤	委中$^{21}_{45}$ 阳陵泉$^{22}_{60}$ 悬钟$^{22}_{61}$ 足临泣$^{24}_{61}$
小腿三头肌损伤	委中$^{21}_{45}$ 承筋$^{21}_{47}$ 承山$^{21}_{47}$ 昆仑$^{23}_{47}$
踝关节扭伤	丘墟$^{23}_{61}$ 足临泣$^{24}_{61}$ 阳陵泉$^{22}_{60}$ 悬钟$^{22}_{61}$
跟痛症	阿是穴 申脉$^{23}_{47}$ 照海$^{23}_{49}$ 太溪$^{23}_{49}$ 悬钟$^{22}_{61}$ 关元$^{7}_{68}$
荨麻疹	曲池$^{12}_{28}$ 合谷$^{17}_{27}$ 血海$^{18}_{36}$ 膈俞$^{9}_{42}$ 委中$^{21}_{45}$
瘙痒病	曲池$^{12}_{28}$ 风市$^{19}_{60}$ 血海$^{18}_{36}$ 膈俞$^{9}_{42}$
带状疱疹	局部阿是穴 夹脊$^{9,10}_{73}$ 支沟$^{14}_{54}$ 阳陵泉$^{22}_{60}$ 行间$^{24}_{62}$ 阴陵泉$^{22}_{36}$
神经性皮炎	阿是穴 合谷$^{17}_{27}$ 曲池$^{12}_{28}$ 血海$^{18}_{36}$ 膈俞$^{9}_{42}$

病名	针灸治疗取穴
寻常痤疮	阳白$_{58}^{1}$　颧髎$_{40}^{1}$　大椎$_{65}^{9}$　合谷$_{27}^{17}$　曲池$_{28}^{12}$　内庭$_{34}^{24}$
斑秃	百会$_{66}^{3}$　风池$_{58}^{3}$　阿是穴　太渊$_{26}^{13}$　膈俞$_{42}^{9}$
急性结膜炎	睛明$_{41}^{1}$　风池$_{58}^{3}$　太阳$_{71}^{2}$　合谷$_{27}^{17}$　太冲$_{62}^{24}$
麦粒肿	太阳$_{71}^{2}$　攒竹$_{41}^{1}$　鱼腰$_{41}^{1}$　风池$_{58}^{3}$　二间$_{27}^{17}$　内庭$_{34}^{24}$
近视眼	承泣$_{29}^{1}$　睛明$_{41}^{1}$　风池$_{58}^{3}$　翳明$_{72}^{2}$　光明$_{61}^{22}$
视神经萎缩	球后$_{71}^{1}$　睛明$_{41}^{1}$　承泣$_{29}^{1}$　风池$_{58}^{3}$　光明$_{61}^{22}$　太冲$_{62}^{24}$
麻痹性斜视	风池$_{58}^{3}$　合谷$_{27}^{17}$　太冲$_{62}^{24}$　太溪$_{49}^{23}$　光明$_{61}^{22}$
耳鸣 耳聋	翳风$_{55}^{2}$　耳门$_{56}^{2}$　听宫$_{40}^{2}$　听会$_{56}^{2}$　中渚$_{53}^{16}$　侠溪$_{61}^{24}$
鼻炎	迎香$_{29}^{1}$　印堂$_{67}^{1}$　风池$_{58}^{3}$　列缺$_{26}^{13}$　合谷$_{27}^{17}$
鼻出血	迎香$_{29}^{1}$　印堂$_{67}^{1}$　上星$_{67}^{3}$　合谷$_{27}^{17}$
咽炎	天容$_{40}^{4}$　少商$_{26}^{16}$　关冲$_{53}^{16}$　合谷$_{27}^{17}$　尺泽$_{25}^{13}$　内庭$_{34}^{24}$
咽部感觉异常	天突$_{70}^{5}$　列缺$_{26}^{13}$　照海$_{49}^{23}$　鱼际$_{26}^{16}$　太溪$_{49}^{23}$
扁桃体炎	天容$_{40}^{4}$　少商$_{26}^{16}$　关冲$_{53}^{16}$　合谷$_{27}^{17}$　尺泽$_{25}^{13}$　内庭$_{34}^{23}$
颞下颌关节紊乱综合征	听宫$_{40}^{2}$　下关$_{30}^{2}$　颊车$_{30}^{2}$　合谷$_{27}^{17}$
牙痛	下关$_{30}^{2}$　颊车$_{30}^{2}$　合谷$_{27}^{17}$
肥胖	下脘$_{69}^{6}$　天枢$_{32}^{6}$　归来$_{32}^{7}$　中极$_{68}^{7}$　曲池$_{28}^{12}$　阴陵泉$_{36}^{22}$　丰隆$_{34}^{20}$　太冲$_{62}^{24}$
雀斑	迎香$_{29}^{1}$　四白$_{29}^{1}$　印堂$_{67}^{1}$　颧髎$_{40}^{1}$　合谷$_{27}^{17}$　血海$_{36}^{18}$　三阴交$_{35}^{22}$
黄褐斑	迎香$_{29}^{1}$　颧髎$_{40}^{1}$　合谷$_{27}^{17}$　血海$_{36}^{18}$　三阴交$_{35}^{22}$

病名	针灸治疗取穴
慢性疲劳综合征	百会$_{66}^{3}$ 脾俞$_{43}^{9}$ 肝俞$_{43}^{9}$ 肾俞$_{43}^{10}$ 膻中$_{70}^{5}$ 关元$_{68}^{7}$ 足三里$_{33}^{20}$
戒烟综合征	百会$_{66}^{3}$ 神门$_{38}^{13}$ 戒烟穴（位于列缺$_{26}^{13}$ 与阳溪$_{27}^{17}$ 之间）
戒毒综合征	水沟$_{67}^{1}$ 大陵$_{53}^{13}$ 神门$_{38}^{13}$ 合谷$_{27}^{17}$
延缓衰老	百会$_{66}^{3}$ 关元$_{68}^{7}$ 肾俞$_{43}^{10}$ 足三里$_{33}^{20}$ 三阴交$_{35}^{22}$

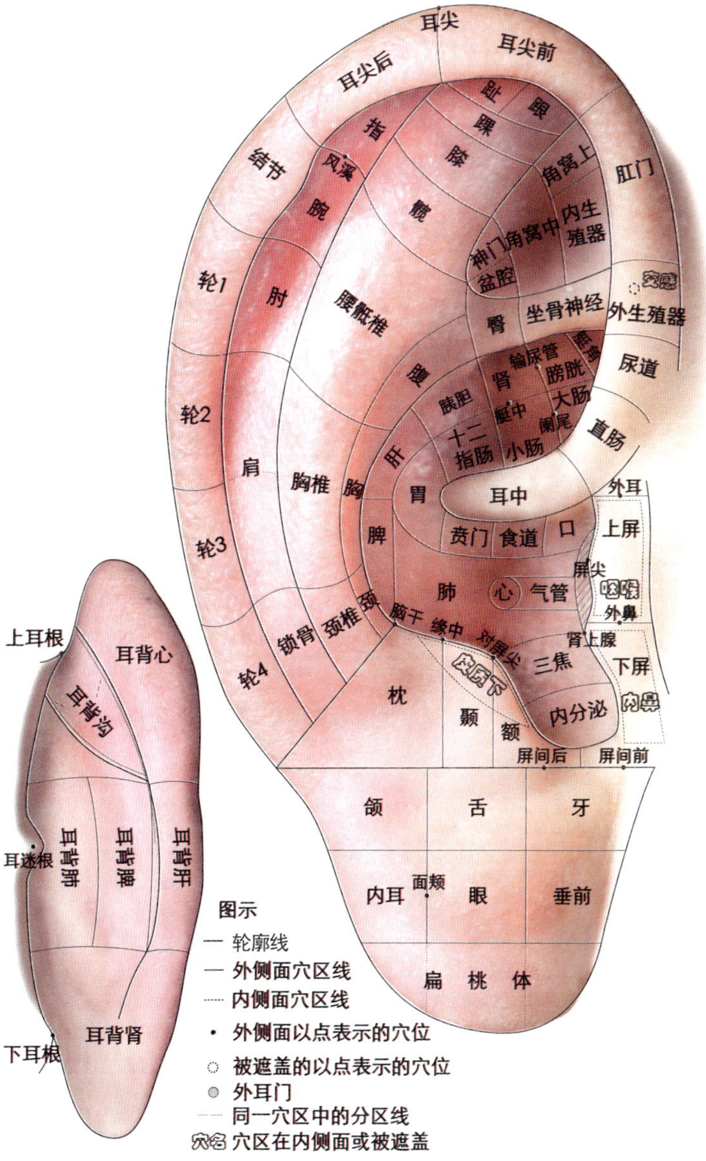

图示

— 轮廓线
— 外侧面穴区线
⋯⋯ 内侧面穴区线
• 外侧面以点表示的穴位
○ 被遮盖的以点表示的穴位
◉ 外耳门
— 同一穴区中的分区线
穴名 穴区在内侧面或被遮盖

附图 1　最新国家标准耳穴图

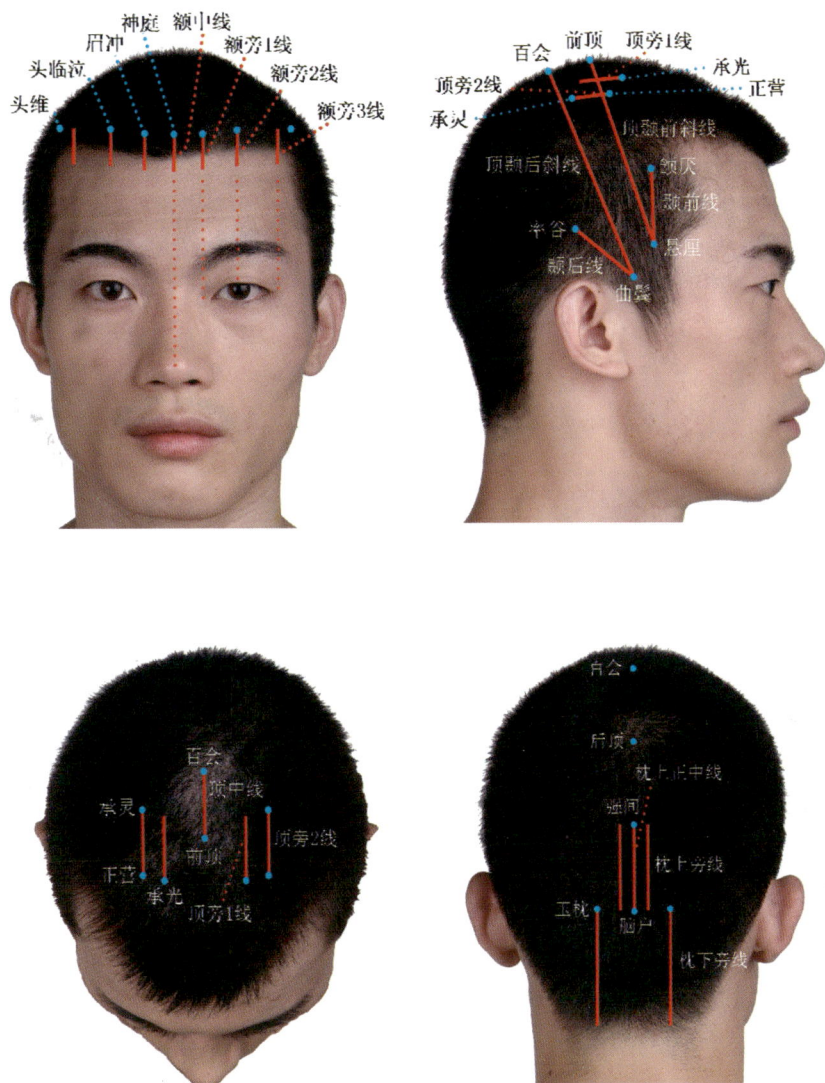

附图2　最新国家标准头针穴线图